U0255261

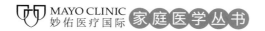
MAYO CLINIC 妙佑医疗国际 家庭医学丛书

糖尿病
基础读物

MAYO CLINIC THE ESSENTIAL DIABETES BOOK

[美] M. 丽嘉娜·卡斯特罗　主编

廖　颖　金　迪　刘　爽　译

许建萍　审译

北京出版集团

北京出版社

Mayo Clinic The Essential Diabetes Book by M. Regina Castro:
© 2014 Mayo Foundation for Medical Education and Research (MFMER)
Simplified Chinese translation copyright © 2021
by Beijing Publishing Group Co., Ltd.
All rights reserved
著作权合同登记号图字：010-2016-10011

图书在版编目（CIP）数据

糖尿病基础读物 /（美）M. 丽嘉娜·卡斯特罗主编 ；
廖颖，金迪，刘爽译 . — 北京 ：北京出版社，2022.1
（妙佑医疗国际家庭医学丛书）
书名原文：Mayo Clinic The Essential Diabetes
Book
ISBN 978-7-200-14827-5

Ⅰ. ①糖… Ⅱ. ①M… ②廖… ③金… ④刘… Ⅲ. ①
糖尿病—防治—普及读物 Ⅳ. ① R587.1-49

中国版本图书馆 CIP 数据核字 (2020) 第 011327 号

妙佑医疗国际家庭医学丛书
糖尿病基础读物
TANGNIAOBING JICHU DUWU
［美］M. 丽嘉娜·卡斯特罗　主编
廖　颖　金　迪　刘　爽 译

出　版　北京出版集团
　　　　北 京 出 版 社
地　址　北京北三环中路 6 号
邮　编　100120
网　址　www.bph.com.cn
总发行　北京出版集团
经　销　新华书店
印　刷　北京市雅迪彩色印刷有限公司
版　次　2022 年 1 月第 1 版
印　次　2022 年 1 月第 1 次印刷
开　本　185 毫米 ×260 毫米
印　张　17.25
字　数　290 千字
书　号　ISBN 978-7-200-14827-5
定　价　158.00 元
如有印装质量问题，由本社负责调换
质量监督电话　010 - 58572393

作者声明
　　书中的信息并不能代替专业的医疗建议，仅供参考。作者、编辑、出版者或发行者对
由本书引起的任何人身伤害或财产损失不承担任何责任。
　　本出版物不是由妙佑医疗国际翻译的，因此，妙佑医疗国际将不对出版物中出现由翻
译引起的错误、遗漏或其他可能的问题负责。
　　本书为第二版的翻译。

序

　　人们都希望自己健康长寿。我们经常为了达成一些生活上或职业上的目标而期望长寿，可能是为了养家糊口，可能是为了成为教师或者职业运动员，也可能仅仅是想抱抱自己的孙子孙女。

　　即使您拥有完美的基因，也没人能保证您健康长寿。在今天，您要比以往更加对自己的未来负责，也要积极保护好自己的健康，对于糖尿病患者及高危人群来说尤其如此。

　　虽然面临的挑战可能有很多，您仍有很多机会来保护好自己的健康。我和本书其他编者有着共同的目标，就是帮助您发现并利用好这些机会，通过鼓励您这么做，我们希望您能走上健康之路。

　　糖尿病虽然是一种严重的疾病，并且越发常见，但您可以了解怎么有效控制这种疾病，从而过上健康而充实的生活。我们在本书中为您提供了带病生活的关键步骤，包括控制血糖的要点、如何合理饮食、如何多做运动、如何减肥并保持健康体重以及如何从药物治疗中受益。

　　如果您有一个患有糖尿病的孩子，您也能学到有用的知识，包括糖尿病患者关键体征与症状的识别、如何让孩子接受糖尿病治疗以及如何处理相应的情感问题等。

　　请以积极的态度阅读此书，正确的态度不仅能让您更加长寿，还能让您更好地享受生活。

丽嘉娜·卡斯特罗　主编

医学博士

目录

第一章　理解糖尿病 ························· 1

丽嘉娜·卡斯特罗博士有话说 ············· 2

什么是糖尿病 ·························· 3

糖尿病分型 ···························· 5

体征与症状 ···························· 10

您是否有患病风险 ······················ 12

糖尿病检测手段 ························ 14

糖尿病的危险性 ························ 17

糖尿病相关急症 ························ 18

长期并发症 ···························· 23

第二章　监控您的血糖 ····················· 29

南希·克洛巴萨-戴维森医生有话说 ········· 30

何时检测 ······························ 31

需要用到什么 ·························· 32

怎样进行操作 ·························· 34

检测工具的进步 ························ 35

记录您的结果 ·························· 37

确立您的控制范围 ······················ 40

常见问题解决 ·························· 41

影响血糖的因素 ························ 42

检测结果异常时 ························ 46

避免血糖过高或过低 ···················· 47

跨越阻碍 ······························ 50

第三章　养成健康的饮食习惯 ··············· 53

萨拉·魏格尔营养师有话说 ··············· 54

"糖尿病饮食"揭秘 ·· 55

什么是健康饮食 ·· 56

制订饮食计划 ·· 61

注意一份的大小 ·· 63

餐盘怎么装 ·· 63

看食品标签 ·· 65

考虑计算碳水化合物 ·· 67

控制您的糖勺 ·· 70

使用交换份表 ·· 72

保持动力 ·· 74

健康食谱 ·· 77

第四章　拥有健康的体重 ·· 93

唐纳德·D.韩斯鲁德博士有话说 ···································· 94

您需要减肥吗 ·· 95

评估您的准备情况 ·· 98

设定切合实际的目标 ··· 102

从简单的改变开始 ··· 104

妙佑医疗国际的健康体重金字塔 ··································· 106

食物能量密度：多食且减重 ······································· 110

记下自己所吃的食物 ··· 113

您进食的诱因是什么 ··· 115

您的就餐习惯怎么样 ··· 116

调整食谱 ··· 118

做一个聪明的购物者 ··· 118

崎岖的道路：要克服挫折 ··· 121

第五章　动起来 ·· 125

宝拉·L.里克专家有话说 ·· 126

体力活动和体育锻炼的差异 ······································· 127

适量运动对健康至关重要 ··· 128

制订适合自己的健身计划 ··· 130

解决您的运动阻碍 ················· 134

有氧运动 ··················· 136

为了健康而步行 ··············· 138

注意补水 ··················· 144

应该达到多大的运动量 ············ 145

伸展运动 ··················· 146

强化锻炼 ··················· 148

避免在运动中受伤 ·············· 151

锻炼和定期监测 ··············· 152

寻求和保持动力 ··············· 154

儿童的健身计划 ··············· 157

第六章　药物及手术治疗················· 161

潘卡吉·沙阿博士有话说 ··········· 162

胰岛素治疗 ················· 163

如何注射胰岛素 ··············· 169

避免胰岛素带来的相关问题 ········· 174

胰岛素泵 ··················· 175

口服降糖药 ················· 178

口服降糖药的联合使用 ··········· 185

口服降糖药和胰岛素 ············ 187

注射用药物 ················· 188

肾脏透析 ··················· 190

肾移植 ···················· 193

其他移植手术 ················ 194

第七章　保持健康··················· 197

史蒂文·A. 史密斯博士有话说 ········ 198

年度检查 ··················· 200

应当进行的重要检查 ············ 202

保护您的眼睛 ················ 209

保护您的双脚 ················ 211

保护您的牙齿 ················ 214

接种疫苗 ……………………………………………………………………………… 216

管理压力 ……………………………………………………………………………… 218

为怀孕做准备 ……………………………………………………………………… 225

月经和糖尿病 ……………………………………………………………………… 232

应对绝经 …………………………………………………………………………… 233

与勃起障碍共存 …………………………………………………………………… 235

第八章　**如果您的孩子有糖尿病** ……………………………………………… 241

赛曼·库玛博士有话说 ………………………………………………………… 242

1型糖尿病 …………………………………………………………………………… 244

2型糖尿病 …………………………………………………………………………… 248

关注医疗需求 ……………………………………………………………………… 250

情感和社会问题 …………………………………………………………………… 253

保持健康的好习惯 ………………………………………………………………… 256

度过艰难时日 ……………………………………………………………………… 259

索引 …………………………………………………………………………………… 263

第一章

理解糖尿病

丽嘉娜·卡斯特罗博士有话说

"这是对我们整体健康水平的巨大威胁，以至于我们将首次面临这样的情况——年青一代也许并不能安享我们一直以来所预期的长寿。"

我们似乎被卷入了一场将败之仗。糖尿病确诊患者数量持续上升，尤其是2型糖尿病患者。

不仅如此，越来越多的年轻人被确诊患有2型糖尿病，其中不乏儿童和青少年，甚至来自不同的种族，处于各种各样的经济水平。这

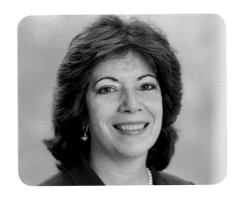

丽嘉娜·卡斯特罗，医学博士，内分泌科医生

是对我们整体健康水平的巨大威胁，以至于我们将首次面临这样的情况——年青一代也许并不能安享我们一直以来所预期的长寿。

是什么导致了它的流行？是我们的基因发生了显著的改变吗？答案绝非如此。真正改变了的是我们的生活方式。如今，我们很少在家里做饭，经常在忙碌中选择了富含脂肪与热量却少有水果和蔬菜的快餐。无论是在工作时间还是休息时间，我们的运动量都越来越少，于是大多数人不是超重，就是肥胖。超重对健康有着惊人的影响，它能增加患糖尿病的风险，也会使人们更容易患有其他疾病，包括一些癌症。

可以明确的一点是，我们无法仅仅在诊室里解决这一巨大的问题——我们曾尝试过，却以失败告终。医生和病人一样应该把自己的关注点拓宽到诊室、诊所或医院之外的范围。从人群整体的角度看，我们必须要关注我们每天所做的关乎健康的决定，无论是在家，在工作地点还是在学校。这需要改变，而改变总是艰难的。

当您面临一项巨大的挑战时，您需要最好的团队在您身边。在本书的编纂中，我们招募了对各年龄段糖尿病患者治疗做出重要贡献的专家来为您提供帮助。他们的建议将帮助您理解糖尿病并认清为何每日小小的改变有时就能帮助您控制疾病，保护健康。当您保持健康的饮食习惯和规律的体育活动时，您的努力也会帮助保护您身边人的健康，无论他们年纪多大。

正如我相信这些改变有多重要一样，我也知道实现它们要面临多大挑战。而通

过阅读本书，您已经向一种更健康的生活方式迈出了第一步。本书的信息将用知识来武装您，但这些知识只有被融入实践方可发挥作用。首先，要找出阻碍自己健康饮食、积极锻炼、更好地照顾自己的障碍，然后找到能帮助您克服这些障碍的人。他可以是帮您寻找优化饮食习惯方法的营养师，可以是鼓励您工作间歇出去走走的同事，也可以是推行健康工作餐的雇主。对，他还应该包括服务您的医疗人员。

在这个不断变化的环境中，您自己在保护自身健康中扮演着越发重要的角色。我们期待本书所提供的信息能成为您扮演好这一角色的得力工具。

也许医生最近告诉您，您患上了糖尿病；也许您听说自己有患糖尿病的风险。您也许对糖尿病将给自己带来的影响感到担忧：是否不得不吃无糖又无味的食物？是否每天都要打一针胰岛素？是否终将面临截肢？是否会因糖尿病而离世？

而对大多数糖尿病患者而言，上述问题的答案都是否定的。研究者已经掌握了很多糖尿病早期诊断与控制的知识。基于这些进展，只要您遵循医嘱，合理饮食，积极锻炼，控制血糖，并在必要时服药，您完全可以活得很好而不受严重并发症的困扰。

尽管患有糖尿病，您仍可以过上健康而有活力的生活，但您一定要有决心做好自己该做的事。

什么是糖尿病

"糖尿病"一词指的是影响机体利用血液中葡萄糖（即我们常说的血糖）的一种疾病。葡萄糖对我们的健康很重要，因为它能为组成肌肉和组织的细胞提供绝大部分的能量，是我

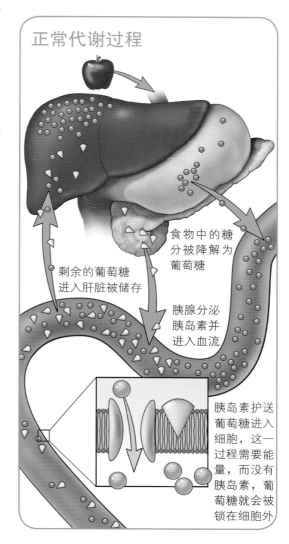

正常代谢过程

剩余的葡萄糖进入肝脏被储存

食物中的糖分被降解为葡萄糖

胰腺分泌胰岛素并进入血流

胰岛素护送葡萄糖进入细胞，这一过程需要能量，而没有胰岛素，葡萄糖就会被锁在细胞外

们机体的主要能源。

只要您患有糖尿病，无论是何种患病原因及分型，都意味着您的血液中有过多的葡萄糖，而过多的葡萄糖可能导致严重的问题。

为了更好地理解什么是糖尿病，先来看看我们机体正常情况下血糖的变化过程。

血糖的正常变化过程

血糖主要有两大来源：您吃的食物和您自己的肝脏。葡萄糖在消化过程中被吸收入血。正常情况下，当您吃饭的时候，胰腺向血液中分泌胰岛素，而胰岛素能帮助血液中的葡萄糖进入机体细胞。

随血液循环的胰岛素就像钥匙一样，为葡萄糖打开进入细胞的微小门户。因此，胰岛素可降低血液中葡萄糖的含量，防止血糖升高。

当血糖水平降低时，胰岛素的分泌也随之降低。您的肝脏则扮演了葡萄糖储存与制造中心的角色。当血液中胰岛素水平较高时，如用餐之后，您的肝脏会将多余的葡萄糖以糖原的形式储存起来，以供细胞的不时之需。

当胰岛素水平较低时，如一段时间未进食，您的肝脏就会将储存的葡萄糖释放入血液，以保持血糖水平维持在正常范围内。

患糖尿病时的变化

如果您得了糖尿病，这个过程将不能正常运行。多余的葡萄糖将不再被转运进入细胞，而是在血液中堆积，甚至部分从尿液中排泄。这种情况一般发生在胰腺产生的胰岛素过少甚至为零，或细胞不能正常地应答胰岛素，或者两种原因共存时。

这种情况就是我们常说的糖尿病了。糖尿病的英文单词（diabetes）在拉丁语中的意思是"过量地排尿"，而糖尿病的英文后缀（mellitus）在拉丁语中的意思是"像蜂蜜一样甜"，就是指血液和尿液中过剩的葡萄糖了。

而糖尿病的英文单词加上另一个后缀（insipidus）则构成了另外一种疾病——尿崩症。这是一种由肾脏中水重吸收障碍导致尿频且极度口渴的罕见疾病。不同于糖尿病，尿崩症不是胰岛素的问题，而是由另一种激素紊乱造成的。

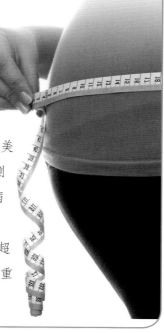

覆盖美国的一大流行病

由于美国超重人数的不断攀升和人口的老龄化，糖尿病已经成为美国的主要健康问题之一。随着年龄和体重的增长，美国人罹患最常见类型的糖尿病——2型糖尿病的风险也不断增加。

疾病控制与预防中心的最新数据显示，近2600万美国人患有糖尿病，两年内增长了超过300万人。而预测显示7900万美国人处于糖尿病患病风险增加的糖尿病前期，几乎每3个成年美国人就有一位如此。

糖尿病是美国人的第七位高发死因，每年导致超过23万人的死亡。因此，在发现之初就开始治疗是很重要的。

本书不讨论尿崩症的问题。

糖尿病分型

人们常把糖尿病当作一种疾病。但是导致葡萄糖在血液中累积的因素众多，形成了不同类型的糖尿病。最常见的两种分型为1型和2型糖尿病。

1型糖尿病

1型糖尿病发生于胰腺分泌胰岛素过少或不分泌时。血液循环中没有了胰岛素，葡萄糖不能进入细胞，于是就在血液中累积。

1型糖尿病过去被称为胰岛素依赖型糖尿病或青少年型糖尿病。这是因为该病

? 如果我的近亲患有1型糖尿病，那么我患病的概率有多大？

由于尚不明确的原因，您患病的概率可大可小。如下表所示，家庭史（包括先天遗传与后天行为的影响）与生活方式在2型糖尿病发病中的影响大于1型糖尿病。很多1型糖尿病患者并无明确的家族史。

家庭史与糖尿病患病风险的关系

1型糖尿病		2型糖尿病	
患病亲属	预估发病风险	患病亲属	预估发病风险
母亲	1%~5%	母亲	5%~20%
父亲	5%~15%	父亲	5%~20%
双亲	1%~25%	双亲	25%~50%
兄妹	5%~10%	兄妹	25%~50%
同卵双胞胎	25%~50%	同卵双胞胎	60%~75%

基于对近期医学期刊文章与教材的文献整理。

您是否有患2型糖尿病的风险？

✔ 在下方符合您情况的描述前打钩，打的钩越多，患病风险越高

☐父母、兄妹患有2型糖尿病

☐超重

☐腹型肥胖、上肢肥胖（苹果型）而非下肢肥胖（梨型）

☐不爱运动（运动少或零运动）

☐45岁以上

☐非裔、拉丁裔、亚裔、印第安人、阿拉斯加原住民、太平洋岛民

☐生育4千克以上新生儿

☐孕期发生糖尿病（妊娠期糖尿病）

多发于儿童与青少年，而为了补充机体分泌胰岛素的缺失，需要每日注射胰岛素。

但是，胰岛素依赖型糖尿病或青少年型糖尿病的称谓并不完全准确，尽管相对少见，成人也可罹患1型糖尿病，而胰岛素的应用也不限于1型糖尿病患者。患有其他类型糖尿病的患者也可能需要胰岛素。

1型糖尿病是一种自身免疫疾病，也就是说自身的免疫系统就是罪魁祸首。就像它攻击入侵的病毒或细菌一样，机体的免疫系统也攻击自体的胰腺，并聚焦于分泌胰岛素的β细胞。研究者们并未弄清自身免疫攻击的原因，但他们认为遗传因素、特定病毒的感染以及饮食因素都可能参与其中。

这种攻击可以显著降低甚至完全消除胰腺分泌胰岛素的能力。5%～10%的糖尿病患者为1型，而男女间发病率基本一致。

1型糖尿病的发病过程相对缓慢，因此在最初的几个月或更长时间中可能检测不出。但更常见的情况是快速发病，多继发于一次感染应激。

2型糖尿病

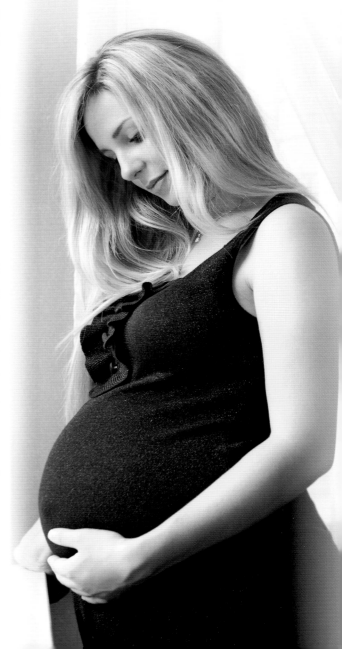

2型糖尿病是目前最常见的糖尿病类型。90%～95%的20岁以上糖尿病患者为2型糖尿病。与1型糖尿病类似，2型糖尿病也曾被叫作其他的名字：非胰岛素依赖型糖尿病及成人发病型糖尿病。这也反映了2型糖尿病多发生于成年人，而多数2型糖尿病患者不需要注射胰岛素。

同样，这些名字也不完全准确。因为不仅成人，儿童与青少年也可罹患2型糖尿病。事实上，儿童和青少年中2型糖尿病的发病率正在增加。另外，很多2型糖尿病患者需要胰岛素来控制他们的血糖水平。

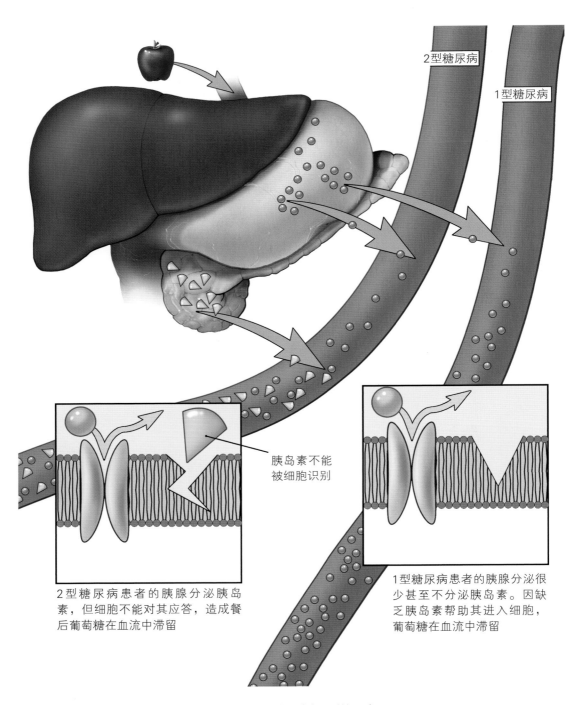

胰岛素不能
被细胞识别

2型糖尿病患者的胰腺分泌胰岛
素，但细胞不能对其应答，造成餐
后葡萄糖在血流中滞留

1型糖尿病患者的胰腺分泌很
少甚至不分泌胰岛素。因缺
乏胰岛素帮助其进入细胞，
葡萄糖在血流中滞留

图1-1 1型糖尿病与2型糖尿病

不同于1型糖尿病，2型糖尿病不是自身免疫病。在2型糖尿病患者中，胰腺可产生胰岛素，但细胞却对它产生抵抗性。因此胰岛素不能帮助血糖转运入细胞。结果大多数的葡萄糖在血液中滞留并累积。细胞对胰岛素产生抵抗性的具体原因仍不明确，但超重和肥胖被认为是重要的影响因素。绝大多数2型糖尿病患者处于超重状态。

一些2型糖尿病患者最终也需要注射胰岛素。这是因为胰腺分泌胰岛素的量可能不足，或丧失了分泌胰岛素的能力。与1型糖尿病患者相同，2型糖尿病患者也可能依赖于胰岛素。

其他分型

1型和2型糖尿病是最常见的糖尿病类型，因此也最受关注。但糖尿病也可能表现为其他的类型。

妊娠期糖尿病

在怀孕期间发生的糖尿病被称为妊娠期糖尿病。当孕期分泌的激素增加了机体对胰岛素的抵抗性时，人体会出现暂时的糖尿病症状。

妊娠期糖尿病多发生于孕期后半段，尤其是妊娠后三个月，并在分娩后消退。但近一半经历妊娠期糖尿病的妇女后来又罹患了2型糖尿病。

大多数孕妇都接受了筛查以期尽早发现妊娠期糖尿病。若您患有妊娠期糖尿病，清楚患病状态并在孕期全程控制好血糖水平可降低您和孩子的并发症风险。

LADA和MODY

成人晚发性自身免疫性糖尿病（LADA）是一种发病迟缓、损伤持续多年的1型糖尿病。LADA是罕见病，但可被误认为2型糖尿病。

青少年发病的成年型糖尿病（MODY）是一种罕见的由单基因缺陷造成的2型糖尿病。MODY多发生于有该病家族史的年轻人。

其他病因

　　一小部分糖尿病确诊病例为影响胰岛素产生与作用的疾病或药物所致。它们包括胰腺炎、胰腺切除、肾上腺与垂体疾病、罕见基因缺陷、感染、营养不良、治疗其他疾病的药物。

体征与症状

　　像很多人一样，您得知自己患糖尿病时可能也感到震惊，因为您没有发现任何症状，您觉得自己身体不错。糖尿病通常没有早期症状。

　　对于2型糖尿病患者尤为如此。而无症状表现和疾病进展缓慢是2型糖尿病可发展多年而不被发现的主要原因。而当持续的高血糖表现出症状时，它们也不尽相同。

　　糖尿病患者最常见的两大经典症状为渴感增加和尿意频繁。

极度口渴与尿频

　　当血液中有大量葡萄糖时，肾脏的过滤系统便败下阵来。它不能把过量的葡萄糖全部重吸收，而多余的葡萄糖便带着来自全身组织的体液一起排出。这一过程导致排尿更加频繁，于是会有脱水的感觉。为补充被葡萄糖带走的液体，患者就会不断地饮用水或其他饮料。

感冒样症状

　　糖尿病的症状，如疲劳、无力和食欲不振可与病毒感染类似。这是因为当患有糖尿病且控制不佳时，利用葡萄糖供能的过程受损，从而影响机体功能。

糖尿病警告信号

　　无论1型还是2型糖尿病，典型的症状和体征为：

· 过度口渴

· 排尿增多

其他症状和体征包括：

· 持续的饥饿感

· 感冒样症状，包括虚弱和疲乏

· 无法解释的体重减轻

· 视物模糊

· 伤口及瘀肿恢复缓慢

· 手脚刺痛或失去知觉

· 反复的膀胱或阴道感染

· 反复的牙龈或皮肤感染

体重减轻或增加

一些患者，尤其是1型糖尿病患者，在诊断前有体重减轻的症状。这是因为排尿过程中，葡萄糖的损失导致了能量损失，使更多的储存脂肪用于供能，而肌肉组织也得不到生长所需的足够葡萄糖。因为2型糖尿病患者多为超重人群，他们的体重减轻可能不容易被发现。而大多数2型糖尿病患者和一些1型糖尿病患者还会在糖尿病发病前出现一段体重增加的时期。超重使胰岛素抵抗更加严重，导致血糖水平升高。

视物不清

血液中过量的葡萄糖可将眼球晶状体中的液体"吸出"，使晶状体变薄并影响其聚焦能力。降低血糖有助于恢复晶状体中的液体。由于晶状体要适应液体的恢复，视力可能还会模糊一段时间，但通常视力会逐渐恢复。高血糖也会造成眼球中易破裂微小血管的形成，微小血管本身不产生症状，但其破裂出血会造成视野中出现黑斑、闪光、光晕甚至失明。

因为糖尿病相关的眼部病变通常无症状，定期去看眼科（眼科医生或验光师）就显得尤为重要。通过扩张您的瞳孔，眼科从业人员可以检查两眼视网膜上的血管。

愈合缓慢的创口或频发的感染

高血糖阻碍机体自然愈合的过程，降低对抗感染的能力。对于女性而言，膀胱和阴道的感染尤为常见。

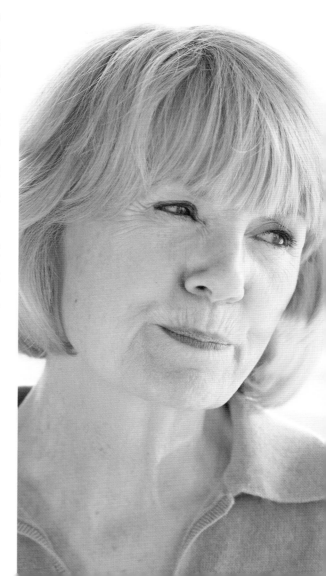

手脚刺痛

神经由血液来提供营养，血液中过多的葡萄糖会损伤神经，引发一些症状。最常见的就是手脚的刺痛和感觉丧失。这是因为感觉神经受损。患者也可能感到四肢的疼痛，包括烧灼样的疼痛。

红肿疼痛的牙龈

糖尿病会降低口腔抵抗病菌的能力。这增加了牙龈和固定牙齿的骨骼感染的风险。这些疾病的体征和症状包括：
· 牙龈萎缩与牙齿脱离，暴露出更多的牙体甚至部分牙根
· 牙龈上有创口或脓肿
· 恒齿松动
· 义齿位置变得不合适

您是否有患病风险

您或许也听说过糖尿病的一个常见误解——它是由吃糖太多引起的。这并不是真的。研究者们尚未完全弄清为何一些人会得糖尿病而另一些人没事。但明确的是，您的不健康的生活方式和特定的健康状况会增加您的患病风险。

家族史

当您的近亲患有1型或2型糖尿病时，无论是父母，还是兄妹，您的患病概率也相应较高。本病的发生与遗传相关，但特定基因引发疾病的具体过程仍不明确。科学家正在研究与糖尿病相关的基因，但相关检测仍处于实验阶段，尚未投入常规临床使用。

尽管糖尿病患者可能有患病的遗传倾向性，但通常是一些环境因素触发了这种倾向性。

体重

超重或肥胖是2型糖尿病最常见的危险因素之一。超过80%的2型糖尿病患者处于超重或肥胖状态。您的脂肪组织越多，肌肉和组织细胞对您自身胰岛素的抵抗越强。尤其是苹果型身材的人，即多余的脂肪堆积在腹部（而不像梨型身材的人，多余脂肪多在臀部和大腿上）。

多数超重的糖尿病患者可以通过简单的减肥来改善血糖。哪怕减了一点重量也会有很好的作用，可以降低血糖或促进糖尿病药物发挥功效。

不运动

您活动得越少，患2型糖尿病的风险越大。运动可以帮您控制体重，将糖分用于供能，使细胞对胰岛素更敏感，促进血流灌注与循环。锻炼也帮助增肌，而血液中大多数葡萄糖会被肌肉吸收并用于供能。

年龄

2型糖尿病患病风险随年龄增长而增加，尤其是在45岁后。每5位65岁及以上的美国人就至少有一位患有糖尿病。部分原因在于随着人们变老，人们往往活动得更少，肌肉逐渐萎缩而体重逐渐增加。

但近些年来，三四十岁人群中2型糖尿病发病率有显著提高。不仅如此，更多的孩子和青少年也被诊断为2型糖尿病。

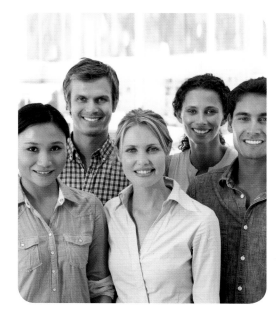

种族

约8%的美国人患有糖尿病。尽管原

因不明，但特定人种相对更容易患有糖尿病。

相对于非裔美国人、拉丁裔美国人及其他美国少数族裔或人种，1型糖尿病在美国白人中更常见。但如果您是非裔或拉丁裔，您患2型糖尿病的概率则是白人的1.5倍。

如果是印度裔或阿拉斯加原住民，相比于白人，患2型糖尿病的概率会增加1倍以上。亚裔和太平洋岛民患2型糖尿病的概率也高于白人。

糖尿病检测手段

很多人是在为其他病症进行血液检查或体检时发现自己得了糖尿病的。而有时，医生会因患者的症状或危险因素怀疑他患有糖尿病而专门做检查。

由美国糖尿病协会、欧洲糖尿病研究协会和国际糖尿病联合会的专家们构成的国际委员会推荐，1型与2型糖尿病的检测涵盖以下四项。

糖化血红蛋白（A1C）检测

这项血液检测可反映您在过去两到三个月内的平均血糖水平。它检测血糖结合到红细胞中携带氧气的蛋白——血红蛋白的比例。您的血糖水平越高，就会有越多的被血糖结合的血红蛋白。两次独立检测中A1C都在6.5%及以上水平提示患有糖尿病。

若不能进行糖化血红蛋白检测，或处于能使糖化血红蛋白检测不准确的机体状态，如怀孕或异型血红蛋白，您的医生会为您选择其他检测。

随机血糖测试

这项检测可作为体检中的常规血液检测。通过注射器从静脉抽取的血可用于一系列实验室检测。这个检测不需要您做任何特殊准备，如整夜禁食。

即使您在检测前不久吃了东西而血糖处于高峰，其水平也不应该高于11.11毫摩尔/升。如果超过了，而且您也有糖尿病的症状和体征，那就可以被诊断为糖尿病了。

代谢综合征与糖尿病

代谢综合征（又称为胰岛素抵抗综合征）是增加2型糖尿病、心脏病和脑血管病患病风险的一组代谢性疾病。如果您有以下3种或以上的风险因素，您就可能患有代谢综合征：

· 腹型肥胖：女性腰围超过89厘米或男性腰围超过102厘米（注：中国对于腹型肥胖的定义为女性腰围超过85厘米，男性腰围超过90厘米）

· 甘油三酯：血液中水平为8.3毫摩尔/升及以上，或因高甘油三酯而接受药物治疗

· 高密度脂蛋白胆固醇（HDL），即"好胆固醇"：女性低于2.8毫摩尔/升、男性低于2.2毫摩尔/升或因低HDL而接受药物治疗

· 血压：收缩压大于等于130毫米汞柱，或舒张压大于等于85毫米汞柱，或因高血压而接受药物治疗

· 空腹血糖：5.6毫摩尔/升及以上，或因高血糖而接受药物治疗

如果您认为自己患有代谢综合征，请向您的医生咨询能鉴别这种疾病的检测。平衡的膳食、健康的体重以及多运动可以帮助您战胜代谢综合征，并可预防糖尿病及其他严重疾病。

据美国心脏协会和全国心肺与血液研究所2005年资料改编。

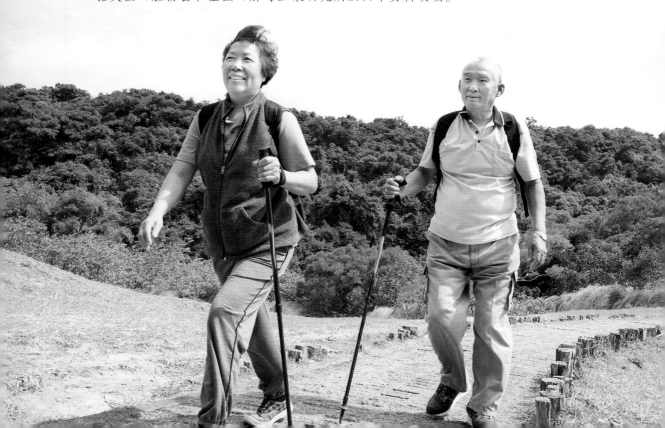

怎样解读检测结果？

由国际糖尿病专家组成的委员会推荐以糖化血红蛋白检测作为糖尿病前期与糖尿病的检测手段。如果不能进行糖化血红蛋白检测，则可选择空腹血糖检测。

A1C结果	提示	空腹血糖结果	提示
<5.7%	正常	<5.6毫摩尔/升	正常
5.7%~6.4%	糖尿病前期*	5.6~6.9毫摩尔/升	糖尿病前期
两次6.5%及以上	糖尿病	两次7.0毫摩尔/升及以上	糖尿病

*糖尿病前期意味着您处于糖尿病发病的高危阶段。
据美国国家糖尿病协会2012年资料制表。

? 糖尿病患者心脏病发作后死亡风险更高吗？

是的。糖尿病患者更容易有高血压及高血脂，会增加对为心脏供氧的动脉——冠状动脉的伤害，引起更严重的心脏病发作。另外，糖尿病患者更难出现心脏病发作的典型症状，所以他们可能不会及时寻求医疗救助。

空腹血糖检测

自然状态下，血液中的葡萄糖含量会波动，但范围较窄。血糖一般会在餐后达到最高而在一晚上不吃东西后达到最低。测定血糖的理想方式是在早上空腹时或至少禁食8个小时。

从静脉中抽出的血被送去实验室做检测。空腹血糖水平在3.9~5.5毫摩尔/升是正常的。如果两次独立检测的结果都在5.6~6.9毫摩尔/升，您就处于糖尿病前期。

糖尿病前期不容轻视，它是糖尿病患病高风险的提示，也提示您该定期就诊并逐步控制血糖。

两次独立检测的结果都在7.0毫摩尔/升以上提示患有糖尿病。如果您的血糖水平超过11.1毫摩尔/升，且有糖尿病症状，不需其他检测即可确诊患有糖尿病。

口服葡萄糖耐量试验

这项检测现在已不常用，因为其他检测价格不高且易于操作。

做一次口服葡萄糖耐量试验需要至少禁食8小时后去实验室或诊室，在那里喝下含75克糖约225毫升的糖水。在饮用前、饮用一小时和两小时后测定血糖水平。

医生有时采用这项检测的改良版来检查孕期妇女的妊娠期糖尿病。（注：国内孕妇采用的仍是标准试验。）

糖尿病的危险性

糖尿病，尤其在早期时总是容易被忽视。您感觉良好，机体也很健康。没有症状就没有问题，对吗？错，错得离谱。

在您还毫无防备时，血液中过量的葡萄糖就已在侵蚀着构成您机体的材料——细胞，威胁着包括心脏、神经、眼睛和肾脏在内的主要器官。您不会立刻感受到这些作用，但最终您是逃不掉的。

当您患有糖尿病时，您经历心血管疾病造成的心脏病发作、脑血管病及死亡事件的概率是非糖尿病患者的3倍。在美国成年人中，糖尿病是以下病症的首要原因：

· 20 ~ 74岁人群中新发失明

· 截肢

· 肾衰竭

研究者在研究这些并发症的成因及如何控制或预防它们方面有巨大的进展。一些研究显示，当您将血糖水平控制在接近正常时，您可以显著降低罹患并发症的风险。

现在开始永远不晚。当您开始控制自己的血糖水平，您就可以减缓并发症的发生并降低罹患更多健康问题的风险。

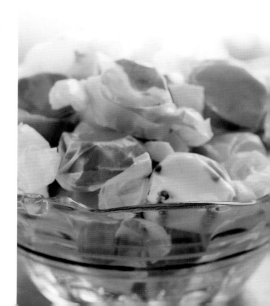

糖尿病相关急症

医疗急症需要立即处理。如果您有以下任何症状或体征，请立即寻求医疗帮助。

低血糖

血糖低于3.9毫摩尔/升的状态被称作低血糖。这种状态主要由血液中过多的胰岛素和过少的葡萄糖造成。当您血糖水平降得过低，如低于2.8毫摩尔/升时，将导致精神错乱、癫痫发作或意识丧失，这种情况有时被叫作胰岛素休克或胰岛素昏迷。

低血糖，也被称为胰岛素反应，在注射胰岛素的人群中最为常见，也可能发生在服用增强胰岛素释放药物的人群中。您的血糖水平可因多种原因而下降，如：

- 吃饭晚了或没吃
- 吃碳水化合物过少
- 比平时锻炼时间更长或强度更大
- 当血糖改变时未及时调整用药而注射过多胰岛素

有什么症状

低血糖的症状多样，取决于您血糖水平降低的程度。

? 您会错过低血糖的早期警报表现吗？

一些患糖尿病多年的患者没有震颤、紧张等低血糖早期表现。这是因为长期糖尿病造成的化学改变可以掩盖这些症状或者阻止它们发生。在这种未觉察低血糖的情况下，您可能在精神错乱、言语不清等晚期表现发生前都意识不到自己血糖水平低于正常。如果您对此感到担心，请及时就诊，以便医生判断和讨论您处于低血糖风险的因素及预防的方式。

早期症状与体征：

- 出汗　・无力　・震颤　・饥饿　　・视觉障碍　・困倦　・精神紧张
- 易怒　・头痛　・恶心　・心动过速　・皮肤湿冷

后期警报表现（一般发生于血糖低于2.2毫摩尔/升时）：

- 言语不清　　・困倦　・醉酒样行为　　・精神错乱

急症表现：

- 惊厥　　・意识丧失（昏迷），可致死

您该怎么办

只要您怀疑自己血糖低了，立刻检查血糖水平。如果低于3.9毫摩尔/升，吃点或喝点能快速提升血糖的东西。快速提升血糖方案的经典选择有：

- 硬糖，需要相当于5块硬糖的量
- 一份普通（非低糖）软饮料
- 半杯果汁
- 葡萄糖片（专为治疗低血糖而制成的非处方药）

如果15分钟后您仍有症状，再摄入一次。如果症状还未消失，请及时就诊或呼叫急救。

如果您丧失意识或因其他原因不能吞咽，您就需要注射胰高血糖素——一种刺激葡萄糖释放入血的起效快的激素。请教会您的好友和家人怎样为您注射，以

? 如果我发生糖尿病昏迷而附近没人帮我，我能脱离危险吗？

昏迷状态可由血糖过高或过低导致。不经救治能否恢复意识取决于多种因素，包括血糖值的高低程度以及距离上次吃饭或注射胰岛素过了多久。如果您自己住或每天独处时间长的话，请找家人或朋友在您没上班时定时打电话检查您的情况。这听起来要求很高，但他们往往乐意帮忙，也许因此而救您一命。

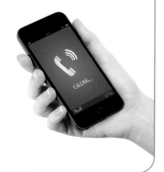

备急救之需。也要告诉他们,如果您没有及时恢复意识,要及时拨打急救电话。

一个胰高血糖素急救包包括药物和注射器。这种针比较好扎,一般扎在手臂、臀部、大腿或腹部上。药物在约5分钟内显效。如果您注射胰岛素,您应该随时预备一个胰高血糖素急救包放在身边。很多人有多个急救包并将它们分别放在车里、家里、单位以及钱包或运动背包中。

高血糖

当您的血糖达到一个危险高值时,您的血液已经变得很稠。这种状态被称作高血糖高渗综合征,可在血糖超过33.3毫摩尔/升时出现。

您的细胞不能吸收这么多的葡萄糖,于是葡萄糖离开血液进入尿液。由此引发的过滤过程会从您的机体中吸走大量的液体并造成脱水。

高血糖高渗综合征最常发生在2型糖尿病患者,尤其是那些不控制自己血糖和不知道自己得病的患者身上。也可发生在服用高剂量促进排尿甾体药物的糖尿病患者身上。

它可由一次感染(如泌尿系感染或肺炎)、患病、压力、过量饮酒或药物滥用而引起。饮水量不足的高龄糖尿病患者也有发生高血糖高渗综合征的风险。

有什么症状

高血糖高渗综合征的症状包括:

·极度口渴	·大腿痉挛	·口干	·脉搏快	·尿频
·癫痫发作	·脱水	·精神错乱	·虚弱	·昏迷

您该怎么办

检查您的血糖水平。如果超过19.4毫摩尔/升,请咨询您的医生。如果达到27.8毫摩尔/升,请立即去医院,此时已属于医疗急症,找其他人开车送您去医院,不要自己驾车。

急诊治疗科在数小时内纠正高血糖。您会接受静脉补液为您的组织补充水分,以及短效胰岛素帮助细胞吸收葡萄糖。如不及时接受治疗,可造成死亡。

酮体过高（糖尿病酮症酸中毒）

当您在一段时间内没有得到足够的胰岛素，您的肌肉细胞会十分缺乏能量，于是机体采用紧急措施——降解脂肪。当机体降解脂肪产生能量时，会在血液中产生一种叫作酮体的酸性物质。酮体在血液中累积就叫作酮症酸中毒。

糖尿病酮症酸中毒是一种危险状态，如不治疗可导致死亡。糖尿病酮症酸中毒在1型糖尿病患者中更常见，可因少注射了几次胰岛素或血糖升高时没有提高胰岛素剂量而发作。

极度紧张或疾病状态也可引起1型或2型糖尿病患者出现酮症酸中毒。当您出现感染时，机体会产生特定的激素如肾上腺素，以帮助解决问题。而不幸的是，这些激素也会抑制胰岛素的作用。有时，极度的紧张和疾病一起到来——您生病了又十分紧张，您又忘记打胰岛素了。

在不知道自己患有糖尿病的人群中，酮症酸中毒可能是疾病的首发表现。酮症酸中毒的早期症状可与流感混淆，这可能会延误治疗时机。

有什么症状

当血液中酮体水平升高时，您可能会经历：

· 高血糖　　· 极度口渴　· 口干　· 尿频

后期症状与体征包括：

· 疲劳　　　· 视物不清　· 恶心
· 精神错乱　· 呕吐
· 食欲不振　· 腹痛　· 体重减轻
· 呼吸表浅　· 意识模糊
· 困倦　　　· 呼气有烂苹果味

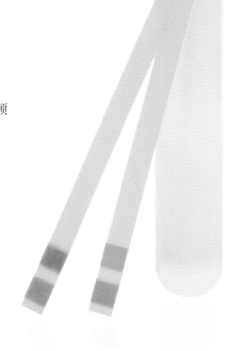

您该怎么办

如果您出现上述任一症状或血糖持续高于13.9毫摩尔/升，请检查您的酮体

医疗急症处理

如果您的血糖过高或过低，您会面临严重的问题。熟悉下面的症状以及发生后该怎么做。如果您出现医疗急症，可以及时处理。

低血糖

早期症状与体征：
- 出汗
- 震颤
- 视觉障碍
- 精神紧张
- 头痛
- 无力
- 饥饿
- 困倦
- 易怒
- 恶心
- 皮肤湿冷

后期症状与体征：
- 言语不清
- 醉酒样行为
- 困倦
- 精神错乱

急症表现：
- 惊厥
- 意识丧失（昏迷），可致死

该怎么办：

如果血糖低于3.9毫摩尔/升，吃点或喝点能快速提升血糖的东西，如硬糖，半杯普通（非低糖）软饮料，半杯果汁，或3片到4片葡萄糖片。如有需要，15分钟内再摄入一次。如果没有改善，立即寻求医疗帮助。如果您在使用胰岛素，请咨询您的医生您是否需要配备一个胰高血糖素急救包。

血糖危险高值

早期症状与体征：
- 极度口渴
- 大腿痉挛
- 口干
- 尿频
- 脱水

后期症状与体征：
- 脉搏快
- 虚弱
- 昏迷

急症表现：
- 癫痫发作
- 昏迷

该怎么办：

如果血糖高于19.4毫摩尔/升而且感到难受或紧张，请咨询您的医生。如果超过27.8毫摩尔/升，立即去看医生，或去急诊。急诊治疗可以在数小时内纠正问题。如无及时治疗，可以导致死亡。

缺水的老年糖尿病患者风险更高。

酮体过高（糖尿病酮症酸中毒）

早期症状与体征：
- 高血糖
- 口干
- 极度口渴
- 尿频

后期症状与体征：
- 疲劳
- 恶心
- 呕吐
- 腹痛
- 呼吸表浅
- 呼气有烂苹果味
- 视物不清
- 精神错乱
- 食欲不振
- 体重减轻
- 无力
- 困倦

急症表现：
- 癫痫发作
- 昏迷

该怎么办：

检查您的酮体水平，尤其是在血糖持续高于13.9毫摩尔/升时。如果检验试纸显示中等或高酮体水平，立即联系您的医生询问要打多少胰岛素。喝足量的水以防止脱水。如果您酮体水平高而不能联系到医生，请去急诊。

水平。当您感到不舒服或压力过大时来检查酮体水平也不失为一个好主意。

您可以在药店买到酮体检测包并在家完成检测。大多数检测包使用化学试纸蘸取尿液来检测。当您血液中有大量酮体时，过量的酮体会从尿液排出。

检测试纸条会根据尿液中酮体高、中、低水平而呈现不同的颜色。如果试纸条颜色显示为中等或高酮体水平，立即咨询医生自己该注射多少胰岛素，并喝大量的水以防止脱水。如果您酮体高却无法联系到医生，请去急诊就医。

糖尿病酮症酸中毒患者需要急救，包括静脉注射补充流失的体液；加入胰岛素，有时合并葡萄糖以阻止机体产生酮体。逐渐地，您的血糖值会恢复正常。

血糖调节过快会造成脑水肿。而这种并发症多发于儿童，尤其是新诊断的糖尿病患儿。

如不治疗，糖尿病酮症酸中毒可导致昏迷甚至死亡。

长期并发症

糖尿病长期并发症发展缓慢，却可引起其他致残或致死的疾病。

心血管疾病

心血管疾病是糖尿病患者的首要死因。糖尿病可以损伤大动脉和小血管，使其更易形成脂肪沉积（斑块），这种状态被称为动脉粥样硬化。这种动脉的缩窄导致心脏病发作、脑血管病以及其他因血流受损造成的疾病风险升高。

冠状动脉疾病

冠状动脉疾病由为心脏供氧的血管——冠状动脉的粥样硬化导致。随着时间进展，脂肪沉积可使冠状动脉狭窄，于是到达心肌的富含氧气的血液变少。一旦狭窄足够严重，心脏会因缺氧而被损伤（心肌缺血），造成心脏病发作。

症状与体征

冠状动脉疾病症状及严重程度各不相同，取决于疾病的程度和个体的情况。早

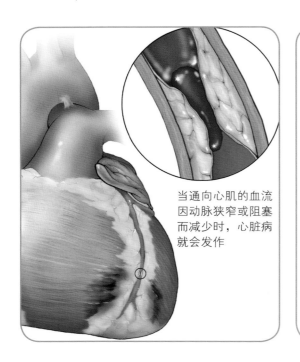

当通向心肌的血流因动脉狭窄或阻塞而减少时，心脏病就会发作

无症状的心脏病发作

如果您患有糖尿病，您发生无症状的心脏病发作的风险更高。糖尿病可以损害传递心脏病发作常见症状——胸痛感觉的神经。

没有痛感，您可能难以察觉心脏病的发作。即使没有糖尿病，很多女性和老年人经常没有心脏病发作的经典的早期警报表现，如胸痛。不变的是，您出现越多的症状，您就越有可能处于心脏病发作中。

期冠状动脉疾病经常没有症状。后期您可能会经历如下的症状：

- 呼吸困难
- 疲劳
- 心跳加速或不规律（心悸）

您也可能出现心脏病发作的警报表现。

心脏病发作

当您有以下任一表现时，您可能正在经历一次心脏病发作：

- 胸部中央重压感、满胀感或压榨痛，持续数分钟以上
- 疼痛从胸部放射到肩部、手臂、背部，甚至下巴与牙齿
- 胸痛时间增长或次数增多
- 上腹部持续疼痛
- 呼吸困难
- 出汗
- 濒死感
- 头晕

·晕厥

·恶心呕吐

如果您觉得自己正处于心脏病发作状态，立刻拨打急救电话。心脏病发作对心肌的损伤会提高心衰的风险。

脑血管病

当部分大脑的血流被阻断或严重削减，大脑组织缺乏氧气和营养时，脑血管病就会发作。在数分钟到数小时内，大脑细胞就开始死亡。

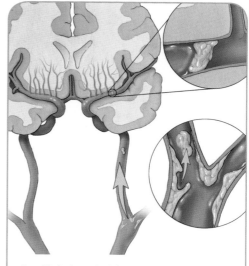

脑血管病多是由脑部动脉被脂肪沉积（斑块）阻塞，血液减少引起的

血流的阻断可以源于一根阻塞了的动脉（脑梗死）或破裂渗血的动脉（脑出血）。缺血性脑卒中要常见得多。

症状和体征

最常见的症状包括：

·突发麻木、无力、面部或四肢瘫痪——通常为同侧躯体

·不能讲话，或理解、讲诉语言困难

·突发视觉模糊、看东西重影或视力减退

·头晕、平衡力或协调性下降

·突发严重或不寻常的头痛，多伴有颈部僵直、面部疼痛、眉心疼痛、呕吐或意识改变

·精神错乱，或记忆混乱、空间定向力或感知力异常

如果您认为自己处于脑血管病状态，请立即拨打急救电话。

神经病变

神经受损，又叫神经病变，是糖尿病常见长期并发症之一。您的机体有一套复杂的神经网，将肌肉、皮肤及其他器官与大脑相连。通过这些神经，您的大脑感知

疼痛、控制肌肉，并自动指挥像呼吸和消化这样的活动。

高血糖水平可以损伤脆弱的神经。过量的葡萄糖被认为会损伤为神经提供营养的小血管的管壁。糖尿病神经病变影响了约半数糖尿病患者。有时会造成疼痛与残疾，但多数情况下症状比较轻微。

症状与体征

神经受损有不同的种类：

·感觉神经受损会使您无法感知疼痛、冷热和质感

·自主神经受损会使心率与呼吸加速。男性自主神经受损会影响其勃起的功能

·运动神经受损会使肌肉萎缩无力

最常见的是，糖尿病损伤了大腿的感觉神经，手臂神经受损相对少见。您可能会有以下某种表现，从您手指或脚趾尖开始并逐渐向上蔓延：

·刺痛、麻木、疼痛的感觉，或三者皆有

·阵发性烧灼痛

·夜间更严重的锐痛或持续钝痛

·蚂蚁爬过皮肤的感觉（蚁行感）

如不治疗，感觉减退的症状会加重，使您更有可能伤到自己的脚却觉察不到。小的伤口如果不能及时发现，也会引发大问题。

肾病

您每侧的肾脏有约100万个肾单位。

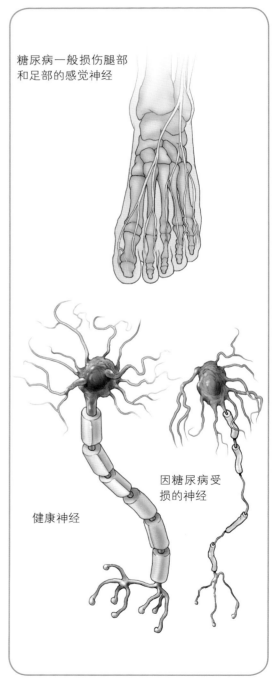

糖尿病一般损伤腿部和足部的感觉神经

健康神经

因糖尿病受损的神经

一个肾单位就是一个由毛细血管组成的微小过滤单元，负责将血液中的废物移除进入尿液。

糖尿病可以在您没有发现任何症状的时候损伤这个精巧而脆弱的系统。多达40%的糖尿病患者最终发生了肾脏疾病，又叫糖尿病肾病。您患糖尿病的时间越长，最终肾脏受损的风险就越大。

症状和体征

肾病早期阶段没有症状。一般情况下，只有当损伤已经比较严重时这些表现才会出现：

- 足踝部和手部肿胀
- 呼吸困难
- 高血压
- 精神错乱或注意力下降
- 食欲下降
- 口腔中有金属味道
- 疲惫

眼部损伤（视网膜病变）

很多小血管供养着眼球背部叫作视网膜的地方。这些血管经常是高血糖最先损伤的部位之一。这种损伤叫作糖尿病视网膜病变。

当患病达到20年时，近乎所有1型糖尿病患者和超过60%的2型糖尿病患者会出现某种眼部的损伤。大多数人只有轻微的症状，而对于部分患者，症状则会很严重。

种类

糖尿病视网膜病变分为两种。

非增殖性视网膜病变。症状轻微且相对常见。视网膜中的血管弹性下降，可能出现肿胀、凸起或脂肪沉积。这种病变通常不会影响您的视力，除非在视网膜上被称为黄斑的部分出现血管肿胀。

增殖性视网膜病变。当视网膜上的小血管受损时，会出血或关闭。视网膜上会

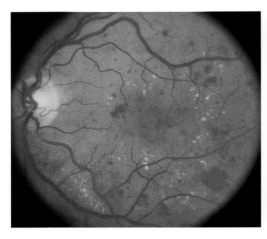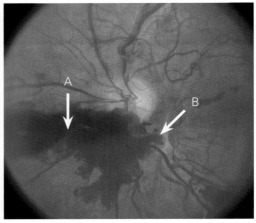

图1-2　左图为非增殖性糖尿病视网膜病变，常可见充盈的血管、小红点（微动脉瘤）、大红点（出血灶）和黄点（渗出灶）。右图为晚期增殖性糖尿病视网膜病变，视神经和视网膜上可长出异常的血管。这些血管会破裂，引发大出血（A）并形成瘢痕组织（B）

长出新生的脆弱血管，而它们也可能会出血。如果出血很严重或发生在眼球的特定区域，就会损伤视网膜，并影响视力，甚至导致失明。

症状和体征

糖尿病视网膜早期病变一般没有症状。随着病变越发严重，以下症状可能会出现：

· 视野中浮动的蜘蛛样、蛛网样或小点状黑影

· 视物不清

· 视野中央暗点或空斑

· 遮挡视野的暗条或红色薄膜

· 视物有闪光感

· 夜间视力下降

· 视力下降

· 视野缺损

· 感染风险上升

高血糖损伤免疫细胞抵抗入侵病菌的能力，使您处于感染的高风险状态。您的口腔、牙龈、肺部、皮肤、足部、膀胱以及阴部都是常见的感染部位。

感染的症状因感染部位不同而各不相同，多数感染会伴发低烧。

第二章

监控您的血糖

南希·克洛巴萨-戴维森医生有话说

"人们之所以对血糖监控有这样的反应主要是因为害怕。而这种害怕往往是由于缺乏对血糖检测的准确了解。"

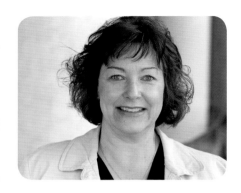

南希·克洛巴萨-戴维森，
糖尿病教育者，内分泌科医生

"我的医生刚刚诊断我患有糖尿病，这还不是最糟的，我发现现在我得自己检测血糖了，这意味着我要用针扎我的手指，对吧？我之前扎过，疼。难道就没有其他检测血糖的方法了吗？而且我的糖尿病并不重，现在也感觉良好。如果我开始打胰岛素了，那我的糖尿病才算是真严重了，那时候我才必须检测血糖吧？"

作为一个糖尿病教育者，我经常听到人们在刚被诊断患有糖尿病发现自己需要开始监控血糖时说这样的话。人们之所以对血糖监控有这样的反应主要是因为害怕。而这种害怕往往是由于缺乏对血糖检测的准确了解。当然了，对于新事物感到害怕是正常的，尤其是对像检测血糖这种可能造成不适的操作。不过，大多数人发现这个操作根本没他们想的那么难那么疼，做了一段时间之后就适应了。

当我面对一个害怕测量血糖的患者时，一个有用的方法是在宣教环节一开始就测一下血糖。这位患者会发现测血糖只会引起一点轻微的不适，而马上检测也意味着他将不用在整个环节中因为想着"采指血那一下"而坐立不安了。我会解释这个采血针足够细，而且覆盖了硅胶，可以减轻扎指尖时的不适感。之后我们会说手指两侧比指肚的神经末梢要少，我也会告诉患者，除了用针扎皮肤，我们没有其他的采血手段了。

新诊断的糖尿病患者通常想知道为什么控制血糖是很重要的。答案就是，血糖监控为锻炼、饮食、药物、压力以及很多其他因素对血糖的影响提供重要的信息。

最后，我想提醒患者，血糖监控只是一个工具。您的血糖只是一个数值，并不能代表您这个人。如果您的血糖有时不在理想范围内，并不意味着您失败了。每个人都会不时经历低谷。您的目标就是尽您所能来享受健康。

"控制"这个词反复出现，是有它的原因的。如果您患有糖尿病，控制好您的血糖是您唯一能做的最要紧的事，以保持最好状态并预防长期并发症。

但是怎样才能控制好血糖呢？糖尿病的管理有五个基本步骤：

- 监控血糖
- 多样而健康的饮食
- 多运动
- 保持健康的体重
- 必要时合理用药

本章关注于这五步中的第一步。监控血糖是必要的，这是您了解自己治疗是否达标的唯一方式。

如果您刚被诊断患有糖尿病，或者您更改了治疗方案，监控血糖可能一开始让您不知所措。您可能因糖尿病而感到生气、沮丧或害怕。您也许对检测感到焦虑，害怕它会占据您的生活，害怕会疼或造成伤害。这些想法是正常的。

但是当您学会怎么测血糖，而且知道规律检测能帮到您后，您就会习惯这项操作，并对自己的病情更有掌控感。

您的医生或糖尿病教育者会帮您安排一个合适的监测时间表。

何时检测

您需要多久测一次血糖，在什么时候测血糖取决于您所患的糖尿病种类及其治疗方案。如果您注射胰岛素，您应该经常检测血糖，至少一天两次。您的医生可能会建议您一天测三到四次甚至更多。

检测一般在饭前或睡前进行，也就是说，在您4个小时或更长时间没吃饭的状态下，您的医生也会建议您在饭后一到两个小时检测血糖。一般来说，最好在您正要注射胰岛素前检测血糖是最好的。

日常生活发生改变也可以是检测血糖的一个缘由，尤其对于1型糖尿病患者来说。这包括运动量增大、吃得少了、出去

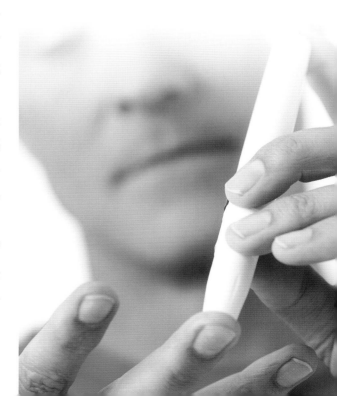

需要用到什么

1.采血针
2.手指采血笔帽
3.其他部位的采血笔帽
4.血糖仪
5.采血笔
6.试纸瓶
7.试纸

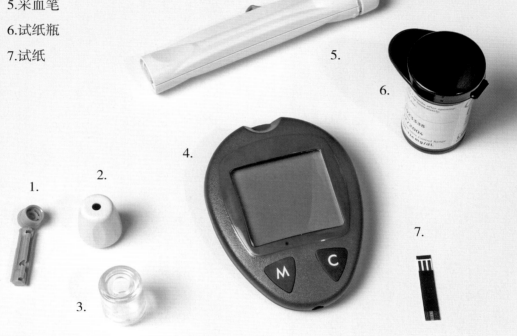

5.

6.

4.

1.

2.

3.

7.

测血糖是一个简单快捷的过程，一般不超过两分钟。您需要用到的工具包括：

采血针及采血笔

采血针是扎破指尖皮肤的小针尖，用它，您才能挤出一滴血来。采血针被装在采血笔上。弹簧采血笔一般比其他种类的采血笔采血时疼痛感轻一些。由于人们皮肤厚度的不同，采血针可以被安在不同深度的采血挡位。

试纸

试纸是经过化学处理的，用来吸取您采到的指血（或其他部位的血液）。您要先把试纸插到血糖仪中，再去采血。

血糖仪

血糖仪也叫血糖监测器，是一个可以测量并显示血糖值的小巧的电子装置。血糖仪现在有不同的种类。

选择合适的血糖仪

血糖仪有不同的型号，不同的特征。那么怎么判断哪一种是适合自己的呢？您的糖尿病教育者或者医生可能会为您推荐或帮您选择一款。请记住，一些健康计划需要参与者使用特定的血糖仪。当您选择血糖仪时，考虑以下因素：

开销

血糖仪价格差异很大，所以在买之前可以先看一看。频繁使用的试纸是血糖监控最贵的开销，要找出对您来说性价比最高的试纸。

使用的便捷程度与保养

不同的血糖仪使用起来其便捷程度是有差异的。血糖仪和试纸拿着是否舒服？屏幕上的数字能否一眼看清？血液是否容易被试纸吸取？需要多大的一滴血？大多数血糖仪采用可长时间使用的电池。当屏幕上出现电池的符号时，说明电量低需要充电了。

特点

询问血糖仪的特点来找到满足您需求的那一款。举例来说，一些血糖仪的试纸比较大，方便拿取；而另一些比较小，方便携带。一些有背景灯或语音功能，视力有障碍的患者可以买屏幕大的血糖仪或者能读出结果的血糖仪。对于儿童患者，也有能快速读数的彩色血糖仪。

一些血糖仪有可充电电池，可经插销或电脑充电。一般一到两周需要充一次电。

也要考虑血糖仪储存和提取检测信息的能力。很多血糖仪可以记录检测日期、时间、结果和变化趋势。有一种血糖仪可以记录预设好的范围中血糖的高低变化特征。您可以把这些信息下载到电脑中来进行血糖管理。

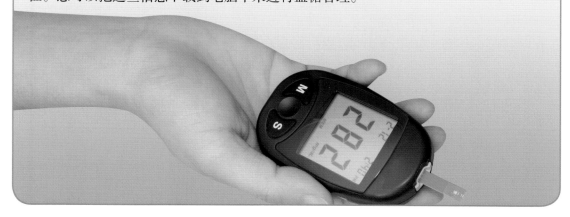

旅游。像有怀孕或生病等特殊情况时也会需要增加检测。

如果您患有2型糖尿病且不用注射胰岛素，根据控制血糖的需要来决定检测血糖的频率，对一些人而言这意味着每天检测，而对于其他人就可能是一周测两次。

一般而言，如果您能通过饮食和锻炼控制好血糖而不用吃药，您基本不需要频繁检测血糖。但是，掌握您的血糖水平仍然是很重要的。

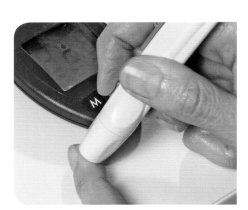

怎样进行操作

当您有了合适的设备后，您就可以开始按医生建议的时间表检测血糖了。

基本操作

遵循您自己血糖仪的操作指南是很重要的。但一般来说，流程是这样的：

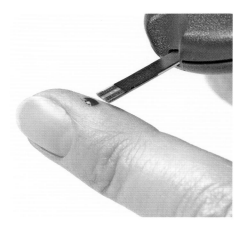

1. 在扎手指前，用香皂与温水洗手，等待晾干；

2. 从试纸瓶中取出一张试纸，并迅速盖上瓶盖，防止试纸受损；

3. 将试纸插入血糖仪；

4. 用采血针头扎手指的一侧，不扎指肚，这样在手指最常用的部位就不会留下疼痛的地方；

5. 将手朝下促进血滴形成，当您产生一滴血时，小心地用试纸接触血滴（但避免用试纸接触皮肤）并等待读数；

6. 几秒钟内，血糖仪的屏幕上就会显示您的血糖值。

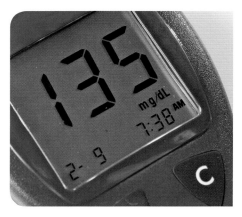

专家的其他推荐

您的指尖有大量的神经末梢，所以一定要换到手指侧面扎以减轻不适感。

如果您有新版的血糖仪，您可以选择从其他部位，如前臂、手掌或大腿采血。但先要跟您的医生或糖尿病教育者确认，对于您的情况是否适宜采用其他部位采血。

检测工具的进步

虽然"扎手指"仍然是血糖检测的金标准，但研究者们正在研发可以不让患者喊疼的设备。您可以向您的糖尿病教育者询问这些新的选择以及它们是否适合您。

设备	工作原理	考虑事项
异位血糖监测设备	大多数血糖仪都被批准用于其他部位采血的检测。异位血糖监测设备让您可以从不如手指那么疼的部位，如手臂、手掌或大腿采血	当您的血糖水平快速变化时，从其他部位采集的血液样本没有指血准确
血糖连续监测设备	血糖连续监测设备是用一个传感器测量皮下组织间液的血糖浓度。它的读数会传输到穿在身上的一个小型记录装置或一个匹配的胰岛素泵。当您的血糖值过高或过低时，警报会提醒您。血糖读数可以被下载到电脑中并由您和您的医护人员查看	一个传感器的价格在245元到700元，而且使用3到7天后必须更换。血糖连续监测设备可作为血糖仪的补充，您仍需要用传统血糖监测设备一天测2到4次血糖
一次性血糖仪	一次性血糖仪将试纸安在笔帽中。当您忘记拿或不小心弄丢了常用血糖仪或旅行时，它可作为一个不错的选择	一次性血糖仪的价格基本与一瓶试纸相当

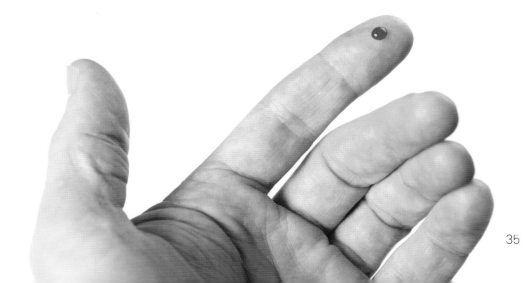

其他部位采血检测

新的血糖仪提供所谓异位检测的功能。这就是说您可以从指尖以外的其他部位采血，如手掌、前臂、上肢和大腿。但是美国食品药品管理局指出，从指尖采集的血液（指血）比其他部位采集的血液能更快地显示血糖水平的变化（如餐后或运动后）。也就是说，其他部位采血的结果可能不会一直准确。

请在以下情况中使用指血：

· 您认为自己血糖偏低

· 您的血糖由于食物或药物的原因变化迅速

· 您刚刚完成了锻炼

· 您怀疑其他部位采血的结果不可靠

当使用其他部位时，在针刺之前您需要按摩要扎的部位以促进局部血流运行。查看血糖仪说明，检查美国食品药品管理局批准该产品用于什么部位的采血。咨询您的医生或糖尿病教育者您是否可以使用指尖外的其他部位进行采血。

? 全血血糖值和血浆血糖值有什么区别?

家用血糖仪使用全血测量葡萄糖水平。但在医院抽血送检时，红细胞会被移除，只留下血浆测量葡萄糖水平。

由于这个差异，实验室与家庭监测的结果并不完全一致。血浆检测会更准确，而其结果比全血检测高10%到15%。但大多数家用血糖仪（尤其是新款）虽然使用全血检测，但被校正输出相应于血浆检测的结果。您的家庭监测结果在实验室结果的上下15%的范围内就可以被认为是准确的。

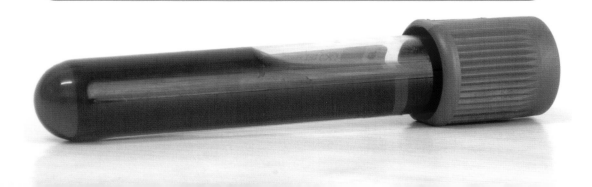

记录您的结果

血糖监控不仅能即时检测血糖，还能帮您评估自己糖尿病管理的进展。

每一次测血糖都记录结果。这个信息会让您看到食物、锻炼、药物和其他因素是怎样影响您的血糖的。当出现规律时，您就可以理解您的日常活动是怎样影响您的血糖水平的了。这会让您在糖尿病管理上每一天甚至每个小时都有所进步。

您每天的生活并不是一样的。有些日子您锻炼得更多或者吃得更少，也许您生病了，抑或在工作或家庭上遇到了困难，这样的变化会影响您的血糖水平。

通过对每天的活动和血糖水平的准确记录，您可能会发现自己的问题所在。解决了这些问题，您就可以更好地进行血糖管理。

有了收集的信息，您甚至能学会怎样预估会发生的问题。您可以在自己知道的会影响血糖的改变发生前进行计划，如旅行、外出吃饭或者锻炼量加大。

追踪什么

糖尿病教育者或医生可能已经给您一个用来记录检测结果的记录本了。如果没有，您可以用任何一种的笔记本。您也可以在电脑上保存您的结果。现在有很多软件可以记录并追踪血糖水平的变化，向您的医护人员询问他们推荐的软件。

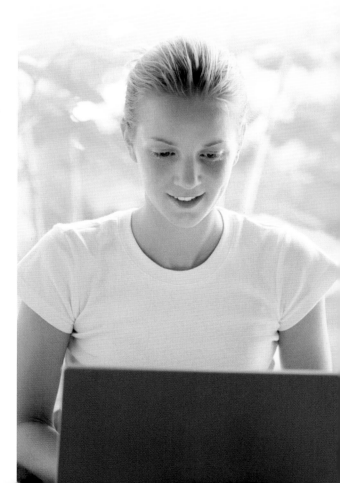

每一次检测血糖时，请记录：

· 日期和时间

· 检测结果

· 正在服用的药物种类和剂量

也要记录能帮助解释您偏离正常血糖水平的信息，如：

· 饮食的改变（例如，吃了生日晚餐，在饭店吃饭或吃得比平时多）

日期	药物剂量	血糖检测结果				补充说明*
		早餐前	午餐前	晚餐前	睡前	

*饮食与活动的改变、体重、胰岛素反应、生病、尿酮体水平等等。

- 锻炼或活动量的改变

- 不寻常的激动或压力

- 疾病

- 胰岛素反应

去看医生、糖尿病教育者或营养师时带着您的记录和血糖仪。他们可以帮您解读结果。基于您追踪的信息，您的医生可能会建议您改变用药以及讨论您的饮食、活动强度和其他生活习惯。您的记录越完整，它们就越有用。

当心"数字游戏"

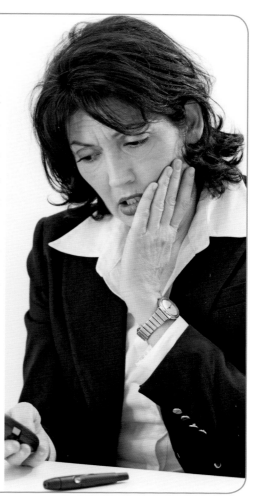

当您频繁检测记录血糖时，很容易陷入"数字游戏"中——好的数字等于成功，而不好的数字代表失败。您最终可能对自己的血糖结果感到沮丧、迷惑、生气、失落或者气馁，对检测和检测结果难以释怀。

如果您是一个完美主义者或者处于强迫状态，您可能在血糖监测的所有这些数字和记录过程上走向极端。这些数字没有什么魔力，它们只是帮您追踪治疗方案效果的工具。

检测结果会提示您是否需要改变治疗方案。不管您怎么坚持，怎样努力，您的血糖读数不会每一次都称心如意。有时，不好的读数会无故发生。

确定您的控制范围

当您检测并记录您的血糖水平时，您希望它稳定在一个理想的范围内，既不过高也不过低。这个范围经常被称为目标范围或血糖目标。

空腹血糖的正常范围在3.9~5.6毫摩尔/升。这是您理想条件下餐前血糖的控制范围。但是这对大多数糖尿病患者来说是不现实的。相反，您的目标应在一个接近正常的范围。您的医生会帮助确立您的血糖目标。

由于血糖在餐后会自然升高，您的餐后血糖目标应与餐前不同。您睡前的目标也应与白天不同。

在确立为您推荐的血糖目标时，您的医生会考虑一些因素，包括您的年龄、您是否有糖尿病相关的并发症或其他机体状况，以及您发现自己低血糖的能力。

识别低血糖的表现很重要，因为当您血糖过低时，您可能会失去意识或癫痫发作。

下面是成年糖尿病患者通常设立的血糖目标：

· 餐前：5.0~7.2毫摩尔/升

· 餐后1~2个小时：10.0毫摩尔/升以下

· 睡前：6.1~8.3毫摩尔/升

您的目标可与此不同，尤其当您怀孕、高龄或有并发症时。因此永远遵循您医生的建议。

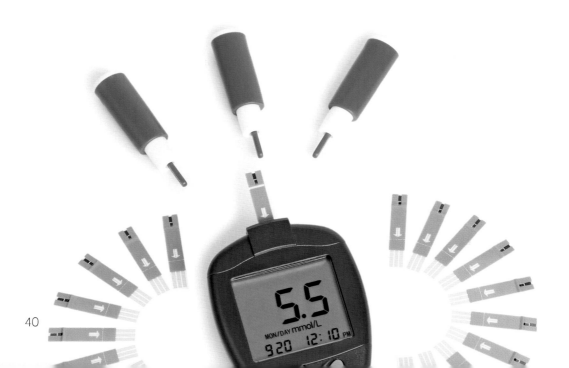

常见问题解决

血糖仪一般是精准的。造成不准确读数的原因更可能是操作者的失误而不是设备的问题。

如果您认为您的血糖仪读数有问题，从常见问题开始查找。

检查试纸

扔掉损坏或过期的试纸。

检查血糖仪

确认血糖仪处于室温，试纸槽和检测窗是干净的。如有需要，替换血糖仪的电池。

要检查您的血糖仪和您的检测技术，在看病或预约实验室检测时带着设备。您的医生或糖尿病教育者可以在您抽血做实验室检测的同时看您自己检测血糖。这样，您就可以将您测得的结果与实验室结果进行对比。

检查测量标度（定标）

一些血糖仪必须对每一瓶试纸定标。确认血糖仪的序列号与试纸瓶上的序列号一致。

您的血糖仪的测量结果不应偏离15%以上。另外，每周应对您的设备和技术做一次质量控制测试。当您开始用新的一瓶试纸、血糖仪定标或者换了电池时，做质量控制测试会是一个好主意。

做一次质量控制测试，需

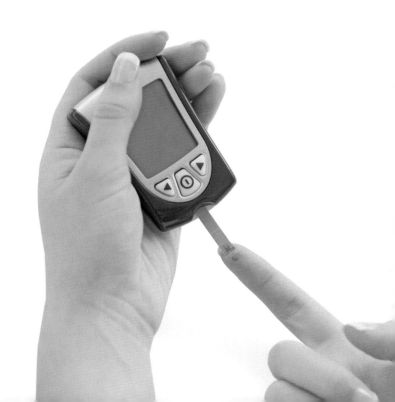

要您遵循平时测血糖的步骤，但是使用的是对照溶液而不是血液。这些溶液在大多数药店都可以买到，并且有高、中、低三种量程。咨询您的糖尿病教育者该用哪一种。

检查您的测量技术

扎手指前先用香皂和水洗手。在试纸上加足够大的一滴血。之后不要再加更多的血液。

检查其他问题

其他可以导致不准确读数的问题有：
- 试纸上未加够血液
- 第一滴血加上后又加了额外的血
- 手指或其他采血部位上有酒精、灰尘或其他干扰物质
- 血糖仪不在室温下
- 血糖仪坏了

在您解决了可能的问题后，重复进行质量控制测试。如果结果仍不能接受，跟您的糖尿病教育者诉说或给血糖仪生产商打电话求助。

影响血糖的因素

血液中葡萄糖的含量一直在波动。这是因为很多因素都会影响您的机体将食物代谢产生葡萄糖及利用葡萄糖的过程。自我监测帮您了解什么因素会使您的血糖升高或降低，以便对您的治疗做出调整。它也能帮您理解为什么您的血糖水平每天每小时都不一样。

食物

您吃的食物会提高您的血糖水平。饭后1~2个小时，您的血糖达到最高值。之

后开始下降。您吃的东西、吃了多少以及您什么时候吃的，都会影响您的血糖水平。努力做到每天吃饭时间和饭量一致。

通过控制吃饭的时间和饭量，您控制了血糖升高的次数，比如总是在饭后。您也控制了血糖升高的程度。

如果您吃得太多，您的血糖会比平时更高。吃得太少会使血糖比平时低。如果您注射胰岛素，这会使您有发生低血糖的风险。

也要理解不同的食物对血糖有不同的影响，食物由碳水化合物、蛋白质和脂肪组成。它们全部都能升高血糖，但碳水化合物的效果是最明显的。在碳水化合物的范围中，不同的种类也有不同的效果。

您的肝脏

正如在第一章提到的那样，葡萄糖在您的肝脏中以糖原的形式储存。您的肝脏也能通过其他的物质，如蛋白质和脂肪产生新的葡萄糖。

当您的血糖水平降低时，您的肝脏会分解糖原并将产生的葡萄糖释放入血。这一般发生在您有一段时间没吃东西的时候。储存与释放葡萄糖的过程引起血糖水平的自然波动，当您患糖尿病时会更剧烈。

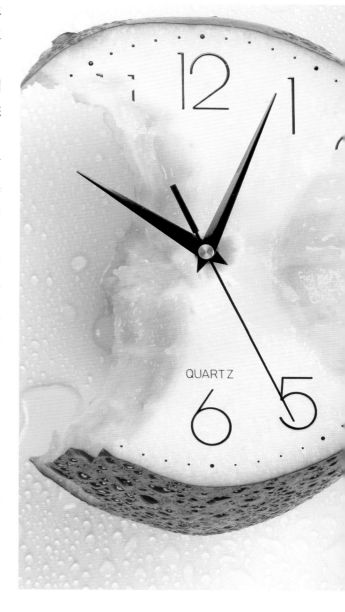

运动锻炼

通常情况下，锻炼和活动会降低血糖水平。凭借胰岛素的帮助，运动锻炼促进葡萄糖从血液向细胞内转运，在那里被用于产生能量。您锻炼得越多，用的葡萄糖越多，转运到细胞就越快，降低了血液中的葡萄糖含量。锻炼也会使细胞对胰岛素的敏感性增加，因而效果更强。

有时锻炼会有相反的作用，会升高血糖。这一般发生在您血糖一开始就很高的时候。这种情况十分少见。

在您了解机体对锻炼的反应之前，都要在锻炼前后及数小时后检测血糖。

药物

胰岛素和口服降糖药可以降低您的血糖水平。您用药的日期和您用药的剂量会影响血糖下降的程度。如果您的药物使血糖下降过多，或下降得不够，您的医生可能需要对您的剂量进行调整。

因其他疾病而使用的药物也可以影响血糖水平。每次您因其他机体状况而开新的药物时，提醒医生您患有糖尿病，并询问该药物是否会对您的血糖水平造成影响。

通过对药物作用的了解及遵守简单的预防措施，如增加血糖监测，您可以避免药物对您的血糖水平造成显著影响。如果使用的药物确实让您更难控制血糖，请告诉您的医生。

生病

感冒、流感或其他疾病，尤其是细菌

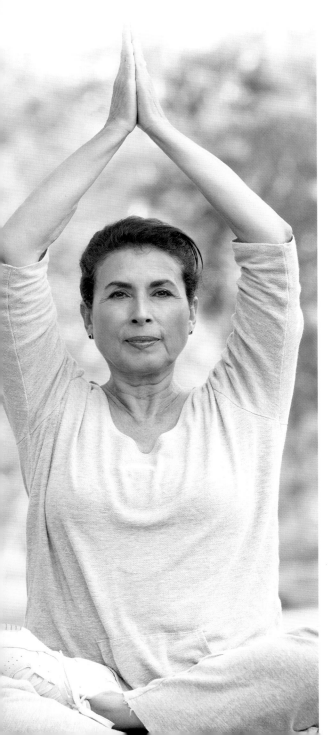

感染对机体的压力会使您的机体产生能升高血糖的激素。受伤或者像心脏病发作这样的严重健康问题也会升高血糖。

升高的血糖是用来帮助机体恢复的。但对于糖尿病患者来说，过多的葡萄糖会造成问题。当您生病时要时常检测血糖。

酒精

酒精阻止肝脏释放葡萄糖而增加血糖降低过多的风险。如果您使用胰岛素或口服降糖药也饮酒的话，您就有低血糖的风险。即使只喝60毫升也会有风险。如果您选择饮酒，只能少喝一点。

为防止血糖降低过多，永远不要在空腹或血糖已经很低的时候喝酒。

相对少见的情况下，酒精会有相反的作用，使您的血糖上升。比如，在喝酒精与含糖苏打水或果汁混合的饮料时就可以发生。在饮酒前后监测血糖，看看机体对它的反应如何。

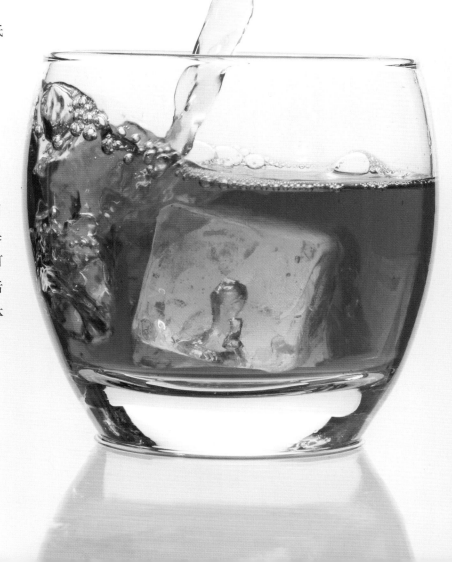

压力对血糖的影响

压力可以通过两种方式影响血糖。当您有很大的压力时，很容易放弃日常的规律生活。您可能会放弃运动，也不那么讲究健康饮食了，并且测血糖也不那么勤了。结果就是，压力间接地导致您血糖升高。

有些时候，压力会对您的血糖水平有直接的影响。生理和心理的压力可能会导致您的机体分泌具有升高血糖作用的激素，从而使血糖上升。这在2型糖尿病患者中非常多见。

要弄清压力对您血糖的影响，请在每次记录血糖监测数据时用1～10的程度记录下您当时的压力状态。然后从中找出规律：高压力与高血糖、低压力与低血糖是否同时发生？如果是，压力就可能正在影响您的血糖管理，要跟您的医生或糖尿病教育者讨论这个问题。

检测结果异常时

当心血糖出现持续偏高或偏低的情况。如果出现这些情况，说明您的药物需要调整了。如果您不使用药物血糖就偏高，那就说明您在饮食和运动上的努力还不够，可能需要使用药物来控制了。

血糖水平持续过高或过低都有引发糖尿病并发症的风险，正如第一章中所讲的那样。偶尔出现的血糖水平偏高或偏低，不必大惊小怪，尤其在能找出原因时。

如果出现以下情况，请联系医生：

· 血糖值持续高于16.7毫摩尔/升
· 血糖值持续高于或低于目标血糖范围
· 生病期间，血糖值高于13.9毫摩尔/升且超过24小时
· 经常出现低血糖的表现

避免血糖过高或过低

血糖超出目标范围可能会引发问题，尤其是当血糖过高或过低时。下面是要当心的情况和应对的方法。

血糖过高

每个人都有血糖过高的时候。但是即便如此，血糖过高仍要引起我们的重视。

如果您患有糖尿病，而且总是感到口干口渴，请检查您的血糖，您会发现它可能远远高于您的目标血糖范围。

血糖过高的常见原因有：

· 吃得太多或者吃得不对

· 锻炼太少

· 感染或者患有其他疾病

· 情感压力，如家庭争执或工作挑战

· 忘记吃药

· 胰岛素的问题，如没有打够胰岛素或者用了过期的胰岛素

要当心的情况

留意以下常见的高血糖警报表现：

· 尿频　　· 极度口渴　　· 视物模糊　　· 疲劳

如果您的血糖水平过高，可能会出现糖尿病酮症酸中毒或高血糖高渗综合征的表现。血糖过高，机体会通过分解脂肪来提供能量，从而使机体内酮体等酸性物质的浓度升高，而且血糖过高会使血液变得黏稠。如果不及时治疗，这两种情况都会危及生命。

应对的方法

如果您有任何高血糖的表现，即使很轻微，也要及时检测血糖。如果血糖比平时高，可以用家用酮体检测仪来检测尿酮体水平。如果尿酮体阳性，说明您的机体已经开始利用脂肪来提供能量了。此时请及时就医，医生会帮助您安全地降

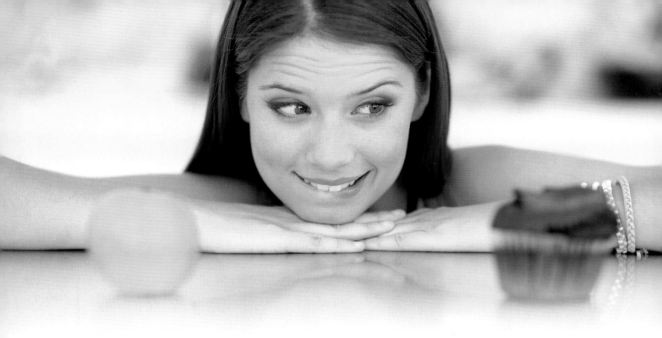

低血糖水平。

如果尿酮体阴性，您可以自己处理高血糖。

遵医嘱用药。如果您经常出现高血糖，医生可能会调整您的用药方案。

多运动。锻炼是降血糖的有效方式。但是需要注意，如果您尿液中有酮体，锻炼可能会使血糖升得更高。

少吃点。少吃点、不喝含糖饮料是有帮助的。如果您遵循饮食计划有困难，请向医生或营养师寻求帮助。

预防方式

长期高血糖是不好的，它会损伤您的神经、血管及其他器官。

您可以通过遵循治疗方案、及时处理高血糖等方式来避免这些并发症的发生。请与您的糖尿病治疗团队密切合作，以确保治疗方案能够满足您的需求。

低血糖

低血糖一般被定义为血糖低于3.9毫摩尔/升。低血糖在使用胰岛素的患者中最常见，但也可以发生于使用口服降糖药的患者中。

造成低血糖的原因包括：

· 药物用量过大

- 吃得太少
- 吃饭晚了或者没吃
- 锻炼多了而没多吃饭
- 饮酒，尤其是大量饮酒

要当心的情况

低血糖的警报表现有：
- 震颤
- 反应迟钝
- 头晕
- 无力
- 出汗
- 饥饿
- 烦躁或喜怒无常
- 头痛
- 视物模糊或复视
- 心悸
- 意识模糊

如果是在夜间发生低血糖，您可能会因为睡衣被汗水浸湿或头痛而醒来。

一定要重视这些表现。低血糖会增加严重甚至致命并发症的发生风险。如不及时治疗，低血糖可能导致癫痫发作及意识丧失。罕见情况下，低血糖会危及生命。

应对的方法

如果您认为血糖可能太低了，请及时检测血糖。如果检测结果证实您血糖偏低，可以吃点或喝点能快速升高血糖

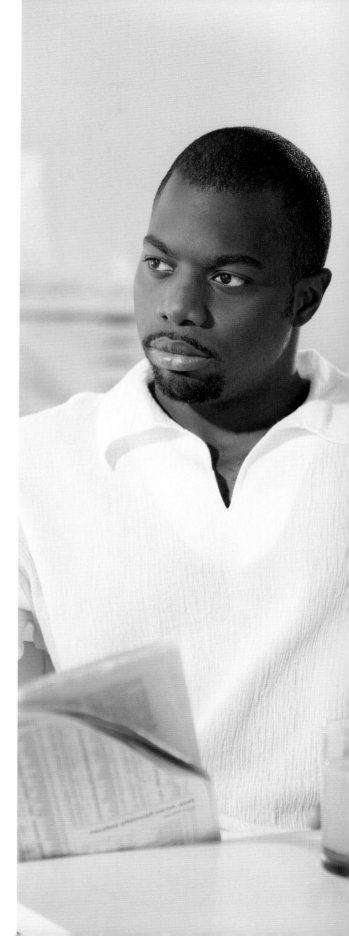

的东西，包括：

- 5～6块硬糖
- 120毫升果汁
- 150～180毫升普通（非低糖）苏打水
- 一汤匙的糖或果冻
- 3片葡萄糖片（大多数药店有售）

如果您有低血糖的症状但无法立刻检测血糖，请按低血糖进行治疗。如果您是糖尿病患者，请随身携带至少一种含糖食物。戴一个说明您是糖尿病患者的手环也是一个好主意。

15～20分钟后再次检测血糖。如果还是过低，可以再吃点或喝点含糖的东西。

复诊时，请向医生说明您的低血糖发作情况。医生会找出低血糖发生的诱因。如果需要的话，医生会调整您的治疗方案，以防您频繁出现低血糖。

预防方式

如果您患有糖尿病，请遵循医生为您制订的综合管理方案。如果您没有糖尿病但是有反复发作的低血糖，少食多餐可能会对您有所帮助。

跨越阻碍

尽管血糖监测有很多好处，但很多糖尿病患者并没有按照要求去做，有的甚至从不检测。下面是一些常见的原因，并列出了一些解决方法。

开销

很多糖尿病仪器供应商提供低价产品，而且很多糖尿病药物企业有患者帮助项目。如果开销对您来说是一个问题，请向医生或糖尿病教育者咨询，看是否有区域性或全国性的项目可以帮助您。

可及的医疗资源有限

如果前往医疗中心有困难，可以到当地的卫生健康部门查询上门医疗服务的相关信息。

不了解与误解

有些糖尿病患者不了解血糖监测的好处，而且他们觉得血糖监测并不能帮助改善病情。管理糖尿病最好的方法就是宣传教育——关于糖尿病的知识，学得越多越好。

害怕

如果您害怕扎手指，那么请记住新型的采血针已经不那么疼了。

生活习惯

即使工作再忙碌，您也应该按照要求进行规律的血糖监测。医生或糖尿病教育者会帮助您的。

隐私问题

检测很快，而且血糖仪也是便携的，您可以找一个私密的空间（如洗手间）去进行检测。如果您不得不在公共场合检测血糖，那也无所谓，因为有数以万计的人每天都会这样做。

第三章

养成健康的饮食习惯

萨拉·魏格尔营养师有话说

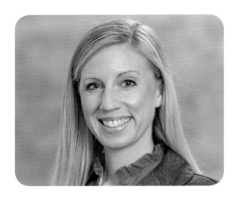

"别忘了要规律饮食！您的饮食量和食物种类也许很健康，但如果饮食不规律，也会使您为血糖管理和减肥所做的努力大打折扣。"

萨拉·魏格尔，营养师

行为及生活方式的改变是糖尿病管理的关键。要想使您的健康状况得到改善，需要您从日常生活的点点滴滴做起，饮食习惯的改变是第一步。

糖尿病患者的饮食方法一直在演变。定量饮食对全身健康是很重要的。但营养师会根据您的个人营养需求和饮食偏好来为您制订饮食计划。

您可能会发现，不同的糖尿病患者其营养需求是不同的。这是有多方面原因的。人们的个人喜好、文化信仰、日常生活安排和其他医疗状况不同，所以会有不同的饮食计划和模式。

可以考虑从餐盘法开始。一个餐盘包括至少半盘的蔬菜，1/4盘的瘦肉，1/4盘的全谷物、淀粉或豆类食物，再加上一份水果、牛奶或者酸奶。所有食物都要尽量选择最健康的。当然也不要忘了可以帮助控制血糖、保持或减轻体重的另一个方法——规律运动。

当您准备改变饮食习惯时，要考虑下面三个基本问题：

1.**食物的分量有多大？** 蔬菜的分量尽量多一点，肉类的分量建议少一点。看看您的餐盘里，蔬菜是否比肉类占了更大的空间。

2.**食物是怎样烹饪的？** 是煎的、烤的还是烘焙的？尽量选择对心血管健康有利的烹饪方式，最好采用烘焙、烤或煮的方法来烹饪食物，不要额外加入过多的脂肪和热量（食物中含有的能量）。

3.**您的食物都加了什么？** 用油要尽量少，可以选择复合调味料而不是仅仅用盐。

别忘了要规律饮食！您的饮食量和食物种类也许很健康，但如果饮食不规律，也会使您为血糖管理和减肥所做的努力大打折扣。

请记住：吃饭是享受的过程，而不是一项任务。如果您能遵循"最好"的饮食计划，您将吃得既健康又享受。

推荐您经常与您的糖尿病医护团队进行沟通。因为糖尿病是一个不断进展的疾病，为了保证血糖能够得到有效控制，胰岛素和其他药物的剂量可能需要不断调整。而当药物调整时，营养需求也可能会有相应的变化。

可以找一位营养师，咨询怎样将健康饮食整合到您的日常生活中，以及如何实现血糖控制、减肥与补充营养的目标。

"健康饮食"这个词是否让您感到一阵畏惧？一些人可能会想，"哦不，我再也不能享受美味了"。其实，健康饮食并不意味着剥夺或者拒绝享受美食的权利，而是在获得健康的同时享受营养和美味。

健康饮食可能会需要您把已经习惯的饭菜换成从没尝试过的美味。健康的饮食是健康生活的基础，尤其是当您患有糖尿病或者有很高的糖尿病患病风险的时候。

"糖尿病饮食"揭秘

患了糖尿病，并不意味着您要开始吃特殊的食物或者要遵循复杂的饮食计划。对于大多数糖尿病患者来说，健康饮食可以被简单地理解为按分量计量的对心血管健康有利的饮食。

这意味着您应当多吃植物性食物，如蔬菜、水果和全谷物，以及小份低脂的动物来源食物，如肉、低脂或脱脂的奶制品。这样的饮食天然富含营养且低脂低热量。事实上，这是所有人都应当遵循的。

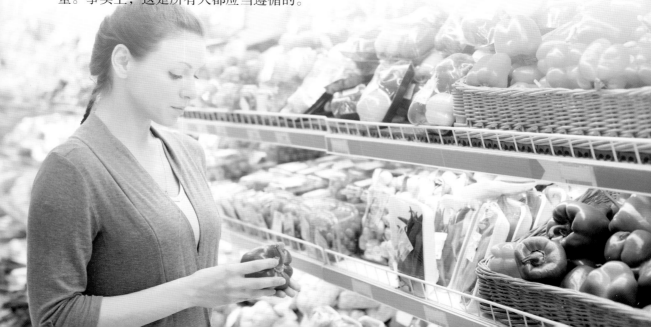

根据您的糖尿病类型、血糖水平、胖瘦程度以及是否有其他健康问题，营养师会制订个性化的饮食计划。虽然每个糖尿病患者的饮食计划都各不相同，但总的原则是一样的（请见本页适合各种糖尿病患者的健康饮食）。

什么是健康饮食

如果您还认为健康饮食就是要精确计算热量，那么是时候改变您的认知了。健康饮食同时意味着美味与营养。

适合各种糖尿病患者的健康饮食

无论您处于糖尿病前期，还是1型或2型糖尿病患者，健康饮食的主要观念都是相似的，它主要包括以下方面：

- 采取对心血管健康有利的饮食计划
- 饮食定量
- 规律进餐
- 达到并保持理想体重
- 限制酒精和糖类的摄入
- 定期随访

但健康的饮食计划不是千篇一律的，不同类型的糖尿病患者以及患者个人情况的不同，其饮食营养治疗的目标和具体的营养建议也会有所不同。

人群	饮食营养治疗目标	方法
糖尿病前期人群	保持心血管健康，配合规律运动减肥并保持理想体重，将血糖控制在正常范围内，预防2型糖尿病的发生	餐盘法
2型糖尿病	保持心血管健康，配合规律运动减肥并保持理想体重，营养供应与药物治疗相匹配	餐盘法、碳水化合物计数法、食物等值交换份法均可
1型糖尿病	保持心血管健康，配合胰岛素治疗以稳定血糖	碳水化合物计数法

关于碳水化合物的误解与真相

近些年来，碳水化合物背了不好的名声。但事实上，当摄入适量的碳水化合物作为健康均衡饮食的一部分时，它是有益于健康的。下面我们就来看看几个常见的对碳水化合物的误解以及其背后的真相。

误解：碳水化合物是不好的

真相：机体的生理活动需要碳水化合物来提供能量。碳水化合物是机体的主要能源物质。富含碳水化合物的食物同时还含有很多重要的维生素和矿物质，它还是机体膳食纤维的唯一来源。

误解：只有面包和糖类含有碳水化合物

真相：除了面包和糖类，很多食物都含有碳水化合物，如水果、牛奶和富含淀粉的蔬菜（如玉米、土豆）等。

误解：碳水化合物类食物会导致体重增加

真相：碳水化合物和脂肪与蛋白质一样，都是为机体提供热量的。体重增加是摄入热量过多造成的，与食物的种类无关。如果摄入了过多的热量，无论您吃的是什么，这些多余的热量都会以脂肪的形式储存起来，让人发胖。

我们的机体是一个复杂的"机器"，它需要多样的食物来提供营养与能量。以植物性食物为主，种类多样的饮食能够为机体提供丰富的营养、足够的膳食纤维和其他有益于健康的物质。除此之外，多样的食物能给您带来多样的口感，增加您饮食的乐趣。

通过了解机体是如何利用营养的，可以帮助您更好地理解健康饮食是怎样影响血糖和您的整体健康的。

多样的食物可以提供多样的营养。机体需要量最大的三种营养物质是碳水化合物、蛋白质和脂肪。这三大营养物质是饮食的基础，对所有人（患或不患糖尿病）来说都一样。

好脂肪、坏脂肪

　　选购食物时，要挑选富含单不饱和脂肪酸、不含饱和脂肪酸和反式脂肪酸含量较少的。但也要记得，所有类型的脂肪其热量都很高。

　　单不饱和脂肪酸（"好脂肪"）　单不饱和脂肪酸有助于降低总胆固醇和低密度脂蛋白胆固醇水平。富含单不饱和脂肪酸的食物有橄榄油、菜籽油、花生油以及坚果和牛油果等。

　　多不饱和脂肪酸　多不饱和脂肪酸也有助于降低总胆固醇和低密度脂蛋白胆固醇水平。富含多不饱和脂肪酸的食物有蔬菜油、玉米油、葵花子油、大豆油和棉花籽油等。

　　饱和脂肪酸　饱和脂肪酸能升高总胆固醇和低密度脂蛋白胆固醇水平，使心脏病患病风险升高。富含饱和脂肪酸的食物有红肉、大部分全脂奶制品（包括黄油）、蛋黄、巧克力（可可油）、椰油、棕榈油以及其他热带植物油。

　　反式脂肪酸　反式脂肪酸也叫"部分氢化植物油"，它能升高低密度脂蛋白胆固醇水平，导致心脏病患病风险升高。富含反式脂肪酸的食物有用人造黄油、起酥油制作的曲奇、油酥点心、薄脆饼干等。

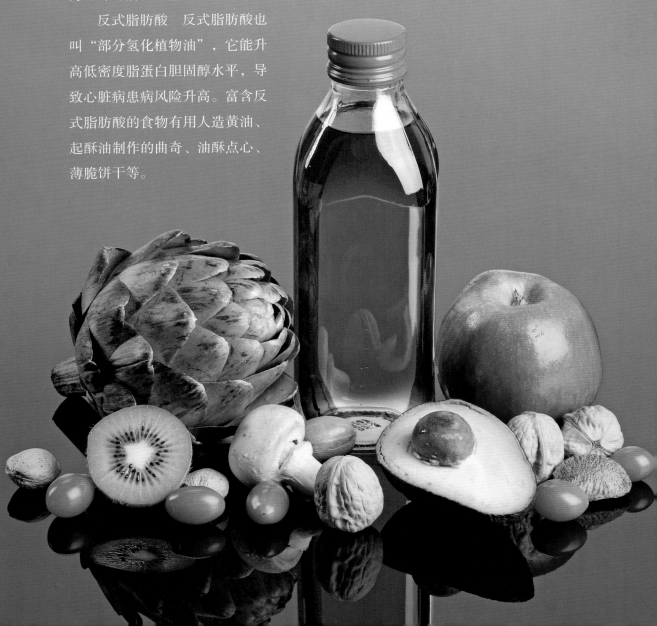

碳水化合物：基础能量

碳水化合物是机体的最主要能量来源。食物在消化的过程中，复杂的碳水化合物被分解为葡萄糖，葡萄糖是机体尤其是大脑最重要的能量物质。

碳水化合物是日常饮食中最主要的升糖物质。但是，您也不必对它过于担心，只要按分量选择健康的碳水化合物类食物就可以了。保持摄入碳水化合物的量稳定是减少血糖波动的主要方法。

一般而言，每日总热量的一半要来自碳水化合物。具体吃多少取决于您的热量需求，可以向医生或营养师咨询最适合您的量。

为了控制血糖，每天三餐中应吃大约相同量的碳水化合物。

蛋白质：组织材料

机体的发育、组织器官的修复都需要蛋白质的参与。富含蛋白质的食物包括畜肉、禽类、蛋类、芝士、鱼类、豆类、坚果等。如果您摄入了过多的蛋白质，机体会将多余的热量以脂肪的形式储存起来。

应选择低脂的蛋白质类食物，如鱼类、瘦肉以及低脂或脱脂的芝士等，也可以用植物蛋白来替代动物蛋白。豆类及豆制品等富含植物蛋白的食物脂肪和胆固醇的含量也比较低。

脂肪：能量"大块头"

脂肪是三大营养素中能量密度最高的。脂肪对于维持细胞活性十分重要。只有当您吃了过量的以及错误种类的脂肪，才会导致健康问题。

脂肪所含的热量很高，所以控制脂肪摄入量对于控制体重、血糖和血脂都很重要。

想控制脂肪的摄入量，请遵循下列建议：

·购买瘦肉，并剔掉多余的脂肪，当然也要减少摄入量

·烹饪禽肉前应去皮

·少吃油炸食物，多采用烘、蒸、烤等烹饪方式

·选择脱脂或低脂的奶制品、沙拉酱

注意饱和脂肪酸和胆固醇

由于糖尿病本身就会造成心脑血管病的发生风险升高，所以限制饱和脂肪酸和胆固醇的摄入对于糖尿病患者来说至关重要。摄入过多饱和脂肪酸，会升高血胆固醇水平，进而脂质会沉积在血管内，最终导致血流障碍。

动物内脏、加工肉类、蛋黄和高脂奶制品（包括全脂牛奶、奶油、冰激凌和全脂芝士）的饱和脂肪酸和胆固醇含量都非常高。对于糖尿病患者来说，应尽量选择瘦肉、蛋类替代品以及低脂或脱脂奶制品。

别忘了Ω-3脂肪酸

多吃富含Ω-3脂肪酸的鱼肉有助于预防冠心病。鱼肉也是高脂肪肉类的优良替代品。

富含Ω-3脂肪酸的鱼类包括凤尾鱼、鲈鱼（条纹鲈鱼、海鲈鱼和淡水鲈鱼）、鲱鱼、鲑鱼、沙丁鱼、鳟鱼（虹鳟鱼和湖鳟鱼）和金枪鱼（特别是白金枪鱼、长鳍金枪鱼和蓝鳍金枪鱼）等。*

推荐每周至少吃2次85克/份上述鱼肉。

*美国食品药品管理局建议孕妇、哺乳期妇女和儿童每周吃350克的鱼肉。但不要吃大西洋马鲛鱼、鲨鱼、剑鱼或方头鱼，因为这些鱼类的汞含量较高。应限制长鳍金枪鱼和金枪鱼牛排的摄入，建议每周不超过170克。

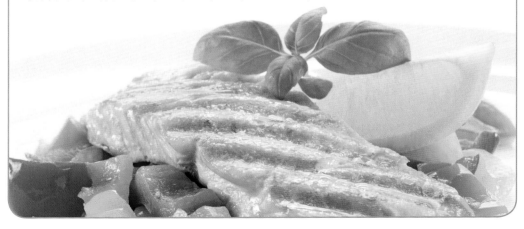

· 做菜时选择菜籽油或橄榄油（少量）

· 用柠檬、酸柠或香料而不是黄油来给蔬菜调味

· 烘焙食物时用苹果酱或西梅泥代替起酥油

制订饮食计划

饮食计划简单而言就是具备两个功能的饮食指南：一是帮助您建立每天按时进餐的规律，二是帮助您每餐选择适量的健康食物。

当您刚被诊断为糖尿病的时候，请让医生为您推荐一位营养师。饮食不规律、暴饮暴食或食物选择不当都可能造成高血糖。医生或营养师能为您提供饮食营养治疗方面的建议。

一些患者可能需要遵守更严格的饮食计划，每天按照自身的热量需求只吃各种食物推荐的份数。营养师可以帮您制订能更好地控制糖尿病的饮食计划。

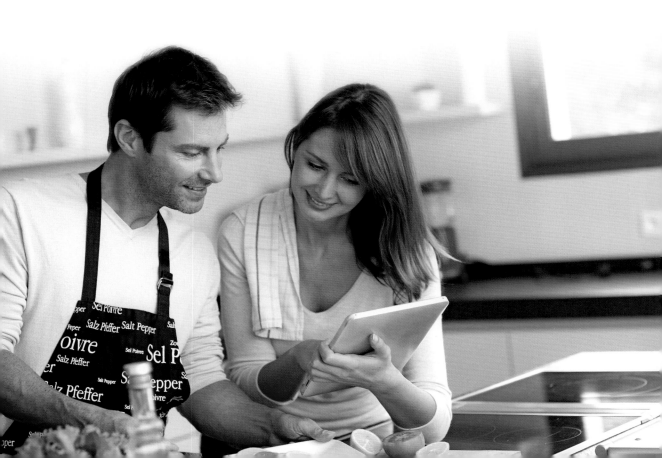

与营养师合作

明白什么样的食物最健康、应该吃多少以及食物对血糖的影响是一项复杂的任务。营养师可以帮助您理解这些信息并制订出易于遵循且符合您的目标、口味、家庭和文化传统以及生活方式的饮食计划。

第一次见面时，营养师可能会问您的体重变化情况和您的饮食习惯，比如您喜欢吃什么、一般吃多少以及何时吃正餐或零食。还可能会问到您的糖尿病治疗目标、您在服用什么药物、有无需要特殊考虑的身体状况、您的运动量，以及您是否在努力减肥等。

营养师会和您一起制订出最适合您的饮食计划来帮助您管理糖尿病。糖尿病患者最常用的饮食方式有餐盘法、碳水化合物计数法和食物等值交换份法。

关键在于坚持

如果您能坚持健康饮食习惯，就可以帮助您控制血糖。

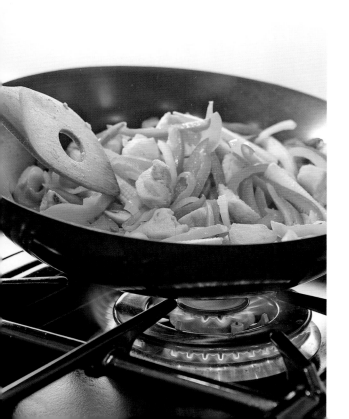

应努力做到：

·定时进餐

·每天的进餐次数和进餐量基本一致

如果午餐吃得很少而晚餐吃得很多，那么血糖就难以控制。每餐、每天摄入的碳水化合物的量差异越大，血糖控制起来就越难。

两餐间的时间间隔也要有规律，一般为4～5小时，这样既可以减少血糖的波动，也能让食物得到充分的消化和吸收。

追求多样性

食物多样可以帮助您达到饮食营养治疗的目标。营养师会帮您制订一个包含多种健康食物的饮食计划。

健康饮食并不意味着您需要刻意寻找一些所谓的"减肥食物"，而是要多吃蔬菜、水果、全谷物、瘦肉和低脂奶制品。健康饮食也不意味着需要做复杂或昂贵的餐食。最诱人的菜肴只是用最合时令的食材做出它最丰富的口味。

食物多样可以帮助您降低糖尿病或相关并发症的发生风险。除此之外，还能降低很多其他疾病的发生风险，包括心脏病、多种癌症、消化系统疾病、年龄相关的视力下降和骨质疏松。

注意一份的大小

一份并不是您选择吃的或放在餐盘里的食物量，那是分量。一份其实是由标准量器决定的食物的量，如一杯或一片。

要特别关注一份的大小。随着餐馆食物向特大号、巨量进展的趋势，您可能对正常的一份有多大失去了概念。

一开始，一份可能看上去小一点。举例来说，3杯量的爆米花（低脂微波炉款或脱脂的爆米花）算是一份。这跟您看电影时习惯买的一大桶比起来简直太少了。

控制每餐摄入食物的份数是达到饮食营养治疗目标的关键。

掌控所有食物种类的份数看起来非常困难，但您不需要把整个清单都记在脑子里。从您最常吃的食物开始，逐渐地，您会惊讶于自己掌握这些知识的速度。当然，要想准确掌握食物的摄入量还是需要一些练习的。

有时了解营养标签上的一份的量会帮您找到合适的摄入量。

餐盘怎么装

均衡而规律的饮食是控制血糖的重要方面，但这并不意味着必须要仔细地计算。

您可以考虑运用餐盘法——一个让您知道每餐吃多少的简单但有效的方法。可参考下面的步骤选择正确的食物分量。

1.努力用非淀粉类蔬菜填满半个餐盘。要多吃非淀粉类蔬菜，让它们成为您餐

一份有多大

　　健康饮食重要的一条就是知道各种食物多大的量算是一份。很多人想象的一份都比实际的要大，所以他们吃了超量的东西。下表给出了部分食物的视觉提示，它可以帮您判断一份的大小。

蔬菜	视觉提示	
1杯西兰花	1个棒球大小	
2杯生的绿叶蔬菜	2个棒球大小	
水果*	视觉提示	
半杯鲜切水果	1个网球大小	
1个小苹果或1个中等大小的橘子		
主食	视觉提示	
半杯意面、大米或干谷物	1个冰球大小	
半个百吉饼		
1片全谷物面包		
蛋白质或奶制品类**	视觉提示	
70克鸡肉或鱼肉	1盒纸牌大小	
40克牛肉	半盒纸牌大小	
油脂	视觉提示	
1.5勺花生酱	2个骰子大小	
1勺黄油或人造黄油	1个骰子大小	

　　*水果、牛奶和酸奶也是会影响血糖的碳水化合物来源。

　　**饮食计划方法有很多种。妙佑医疗国际健康体重金字塔将肉类和奶制品归为一类，而美国糖尿病协会和美国营养与膳食学会则在它们的糖尿病食物等值交换份表中将肉类和奶制品分开了。请与您的医护团队一起衡量哪种方案对您更有效。

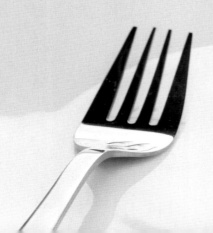

盘里最多的那部分。用香料给蔬菜调味而不要用盐、动植物油脂。

2.保持肉类和肉类替代品的分量不超过餐盘的1/4（大约一盒纸牌那么大就可以了）。肉类包括牛肉、猪肉、鱼肉、禽肉等，广义来讲，还包括蛋类。肉类替代品包括芝士、花生酱、坚果、植物种子和豆腐。烹饪时尽量采用烘、煮、烤这些方法，避免煎炸或其他需要添加过多脂肪的方法。

3.将餐盘剩余的部分留给碳水化合物类食物。记住，碳水化合物的选择可以是水果、牛奶或酸奶。

要努力限制烹饪和用餐时加入的油脂量。要选择相对健康的油脂，如橄榄油、菜籽油和花生油。如有疑问，请咨询医生或营养师。

看食品标签

食品标签可以作为糖尿病饮食计划的必要工具。下面是关于食品标签的一些相关知识。

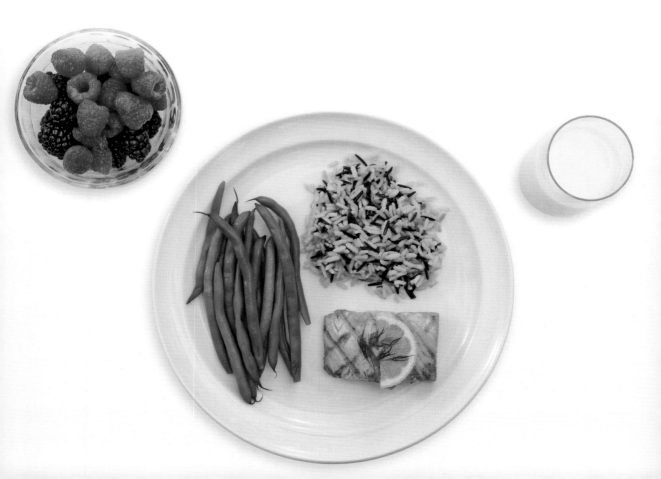

算一下

食品标签上一份的大小可能与您平常习惯吃的量不同。如果您吃了标签上一份量的2倍，您也就摄入了2倍量的热量、脂肪、蛋白质、碳水化合物和钠盐。

控制热量

对摄入的热量有概念是很重要的，尤其在您想减肥的时候。尽管某些食物是脱脂或低碳水化合物的，但这并不意味着它们不含热量。可以把热量想成每天花钱的预算。如果目标是保持体重，最好在大多数时间里保持饮食热量在预算范围内。营养师可以帮您根据个人目标（减肥或保持体重）设定合适的热量目标。

综合考虑碳水化合物

查看食物总碳水化合物（包括糖类、复合碳水化合物和膳食纤维）的克数，而不要仅仅看糖的克数。如果您仅仅盯着糖的含量，您可能会错过含天然糖分的食物，如水果、酸奶和牛奶。您还可能摄入过多没有天然或添加糖分却富含碳水化合物的食物，如一些谷物和谷类食品。

我们的目标并不是尽量少吃碳水化合物类食物，而是要每顿饭摄入的碳水化合物的量基本一致。咨询您的营养师，看他们推荐您每餐应摄入多少碳水化合物。

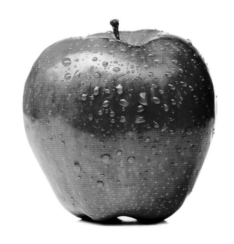

正确认识无糖产品

带有"无糖"标签的产品经常被吹捧为糖尿病患者的最佳选择。然而，无糖不代表不含碳水化合物。当您在一般产品和无糖的相应产品间选择时，不要认为无糖的就是更好的，要把两个产品的标签放在一起进行比较。

如果无糖的产品确实碳水化合物含量较少，它可能是更好的选择。但如果两者间在碳水化合物、脂肪和热量方面几乎没有差异，那就让口味或者价格来决定您的选择吧。

这个提醒同样适用于那些卖弄"无添加糖"标签的产品。尽管这些食物不含高糖原料而且在加工或包装的过程中没添加糖分，但无添加糖的食物仍可能含有很多的碳水化合物。

审视原料表

留意对心血管健康有利的原料，如全麦面粉、大豆和燕麦。富含单不饱和脂肪酸的原料，如橄榄油、菜籽油和花生油，也有益于心血管健康。注意食品标签中有没有不健康的原料，如氢化油或部分氢化油。

食品标签中，原料是按照含量递减的顺序排列的。因此，如果您在找全谷物的产品，就要看原料表中全谷物是不是列在第一位。

考虑计算碳水化合物

碳水化合物计数法是控制通过正餐和零食摄入的碳水化合物量的一种方法。之所以这么做，是因为碳水化合物对您的血糖影响最大。

餐后血糖升高的程度是由您摄入的碳水化合物的量和您机体分泌的胰岛素的量决定的。做到碳水化合物和胰岛素的良好平衡，您的血糖自然会回到目标范围。

糖尿病与碳水化合物计数法

一些糖尿病患者可将碳水化合物计数法作为制订饮食计划的工具，尤其是接受药物治疗的患者。通过计算每一餐和每次零食中的碳水化合物的量，可以帮助他们控制一天中的血糖不会产生较大的波动。

但是，碳水化合物计数法并不意味着您只需要计算食物中碳水化合物的量，而肉类和脂肪就可以多吃。要知道，这些食物的热量是很高的。长期过量摄入脂肪、胆固醇和热量会使您体重增加，患上心脑血管疾病，也可能让其他疾病的发生风险升高，会让您的血糖更难以控制。

理解术语

如果您正在使用碳水化合物计数法，您要理解食品标签上的"净碳水化合物"的意义。类似的术语并未被美国食品药品管理局批准，所以如果您使用了标签上的净碳水化合物的值，您计算的结果可能会不正确。如果您在注射胰岛素，您可能会低估需要的胰岛素的量。请与营养师一起，努力找出正确计算食物碳水化合物的量的方法。

保持一致

对于碳水化合物计数法，或者说对于整个糖尿病控制而言，一致性是很重要的。如果每天摄入的碳水化合物的量变化很大，就会造成血糖波动过大。

另外，不要将碳水化合物计数法与过度节食法混为一谈。计算碳水化合物的量并不是让您采用低碳水化合物饮食。

怎样计算碳水化合物的量

您可能认为碳水化合物计数法用起来很麻烦。放轻松，营养师会帮您设定每餐应摄入的碳水化合物的量。

您也不用记住一杯牛奶、一块饼干或一份水果中有多少碳水化合物。您可以买些书或利用线上资源和手机应用，它们列出了数千种食物的碳水化合物的值，而且大多数包装食品必须把它们的碳水化合物含量标在标签上。

下面的几点建议可能会对您有所帮助：

从大多数包装食品上都有的营养标签开始。计算碳水化合物，您需要的最重要信息是"一份大小"和"碳水化合物总量"。从一份大小开始，举个例子，一份辣椒是一杯，而一杯辣椒含22克碳水化合物。

?

升糖指数也是饮食计划的一个好工具吗？

升糖指数衡量的是食物对血糖的影响能力。升糖指数高的食物往往可以使血糖升得很快、很高。但是，升糖指数低的食物不一定是更健康的食物。富含脂肪的食物往往比一些健康的食物升糖指数低。

用升糖指数来计划饮食是相当复杂的。很多因素都会影响食物的升糖指数，如烹饪方法和一起吃的食物。另外，一些食物的升糖指数目前还不清楚。另一种饮食计划工具是血糖负荷，它是食物升糖指数与食物的量的乘积。举个例子，吃很小份的高升糖指数的食物对血糖的影响并不大。

如有问题，请咨询营养师。目前还没有足够的证据支持可以将升糖指数作为饮食计划的重要工具。

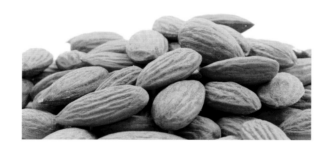

下一步，估计您会吃多少。大概会是一杯，还是更像两杯？如果是两杯，那就有44克碳水化合物。

现在考虑您要跟辣椒一起吃的食物。薄脆饼干和一份水果？它们也含有碳水化合物。您会吃多少，又有多少碳水化合物呢？

明确无包装食物的碳水化合物含量。如果您吃的是没有包装的新鲜食物，您通常需要从书上或网上找到它们的碳水化合物含量信息。

食谱怎么算

您可能会想："那食谱怎么办？我怎么计算家里做的食物的碳水化合物？我需要把每个原料的碳水化合物的值加到一起吗？"

对于一些食物，这可能是最简单的方法。举一个金枪鱼沙拉三明治的例子。它包括两片面包、半罐金枪鱼和几勺蛋黄酱。所以，您需要查出面包、金枪鱼和蛋黄酱一份的大小和其碳水化合物含量。在这个例子中，金枪鱼和蛋黄酱的碳水化合物含量都很少，所以您只需要计算面包的碳水化合物的量就可以了。

一开始，您可能不得不测量食物重量以弄清您到底用了多少。但是一段时间之后，您就可以轻松地目测一份的大小了。

那更复杂的食物呢？比如像千层面那样的，您可以使用列出自制食物碳水化合物估计值的书籍，您也可以使用列出各种食物碳水化合物值的烹饪书、软件或手机应用。

一些软件和手机应用会在您为菜谱增减食材时帮您计算营养值，甚至可以帮您计算自创食谱的营养值。

控制您的糖勺

近些年来，糖尿病患者被警告要避免摄入糖类。但是研究者们对糖尿病营养的理解已经改变，因此，对糖尿病患者糖类摄入的建议也改变了。

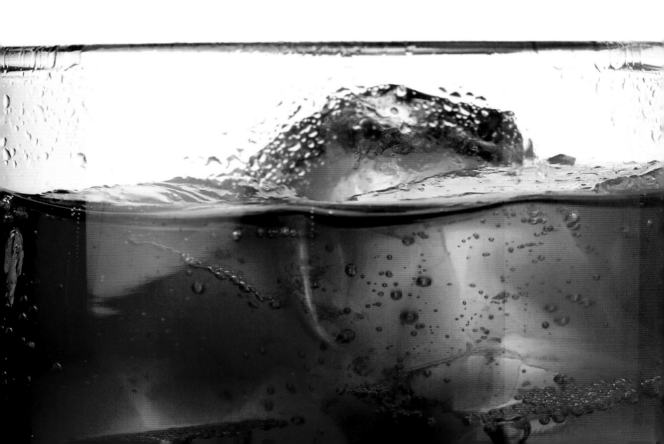

过去曾认为蜂蜜、糖果和其他糖类比水果、蔬菜或其他含复合碳水化合物的食物会更快更高地升高血糖。但是很多研究表明事实并非如此。尽管不同种类的糖影响血糖的能力不同，但真正影响血糖的还是食物的碳水化合物总量。

当然，最好还是把糖类食物视为您整个饮食的一小部分。糖果、曲奇和其他糖类食物营养很低却往往富含脂肪与热量。这些食物对任何人来说都不是健康食物，无论他是否患有糖尿病。

兼得鱼和熊掌

糖类食物在您的饮食计划中应被划入碳水化合物类食物参与计算。您可以将一餐中的其他碳水化合物类食物，如面包、墨西哥薄饼、米饭、薄脆饼干、谷物、水果、牛奶或酸奶换成小分量的糖类食物。为了在一餐中给糖类食物让出空间，您有两种选择：一种是用糖类食物替换掉一些碳水化合物类食物；另一种是将部分高碳水化合物食物换成低碳水化合物食物。

比如说，您的午餐一般是火鸡三明治加一杯脱脂奶和一份新鲜水果。如果您想来一份曲奇，就要想办法保持这一餐中总碳水化合物的量不变。您可以把平常吃的三明治面包换成低碳水化合物的低热量面包，或者吃只有一片面包的"敞篷"三明治。这样您再吃一个曲奇，总碳水化合物的量就能基本保持不变。

为了保证食物交换是等价的，您要仔细阅读食品标签，找出每种食物的总碳水化合物值，也就是一份中有多少碳水化合物。

考虑代糖

人工甜味剂可提供甜味而不增加热量。人工甜味剂可以帮您削减热量和总碳水化合物的摄入，保持健康的饮食计划，尤其是在替代了咖啡、茶、谷物及烘焙食物中的糖类时。人工甜味剂被认为是"不受限制食物"，因为它们所含热量很少，不会对血糖造成明显影响。

常见的人工甜味剂有：

- 安赛蜜
- 阿斯巴甜
- 糖精
- 三氯蔗糖

但有了人工甜味剂并不意味着您就可以随意吃糖类食物了。很多用人工甜味剂制作的食物，如烘焙食物和无糖酸奶，仍然含有能明显影响血糖的热量和碳水化合物。

另一种常用于制作无糖糖果和甜点的低热量甜味剂——糖醇，也是一样的。看看食品标签上有没有"山梨醇""麦芽糖醇""甘露糖""木糖醇""乳糖醇"这样的词。

尽管糖醇的热量比普通糖类要低，但使用糖醇制作的无糖食物仍含有热量。并且在一些人中，糖醇可能会造成腹泻、矢气和腹胀。

口味的改变

当您养成健康的饮食习惯后，不必惊讶于自己口味的改变。您曾经非常喜爱的食物如今显得太甜，而健康的替代品成为您的新欢。

使用交换份表

为了营养均衡，同时控制血糖和体重，可以考虑使用食物等值交换份法。

在交换系统中，食物被分成几大类，如淀粉类、水果类、奶和奶制品类、肉类和肉类替代品等。每类食物的一定量都含有基本相同的热量、碳水化合物和其他营养素。

这就意味着您可以在同一类中对食物进行交换，因为它们的营养素含量和对血糖的影响相近。

一个交换份基本上是一类食物的一份。以一个淀粉类食物交换份为例，它可以是半个中等大小的烤土豆（约85克）、1/3杯烤豆子或半杯玉米。

营养师会基于您的个人需求和喜好为您设定各类食物的份数。

由美国糖尿病协会和美国营养与膳食学会开发的食物等值交换份表可以帮助您实现饮食的多样性并保持合理的分量，使您的血糖控制在目标范围之内。

食物的分类

在交换系统中，食物被分为以下几大类：

· 淀粉类

· 非淀粉类蔬菜

· 水果类

· 奶和奶制品

· 肉类和肉类替代品

· 糖类和其他碳水化合物

· 油脂类

交换系统还包括摄入以下食物和饮料时的交换信息：

· 组合食物

· 快餐

· 酒类

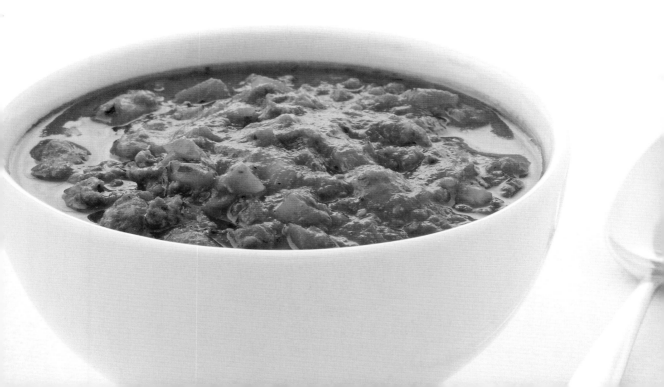

交换系统中还有一类食物是不受限制食物。不受限制食物是一份所能提供的热量在20千卡以下或碳水化合物含量不超过5克的食物。

开始交换

与医生或营养师一起讨论食物等值交换份法会对您的饮食习惯有怎样的改善，它能否帮您更好地控制糖尿病。

保持动力

对于糖尿病患者来说，坚持健康的饮食计划是最困难的了。其关键之处在于，要找到保持动力并克服障碍的方法。

财务考量

买很多新鲜水果和蔬菜可能会很贵。但这样一来，您买的没什么营养的食物就会少很多，比如薯片和糖果，其实它们也不便宜。另外，买肉少了，您也可以省不少钱。无添加糖的冷藏或罐装的水果和无添加盐和脂肪的蔬菜会便宜一点，它们也是健康的选择，而且不会像新鲜农产品那样容易变质。

文化障碍

饮食是文化的一部分。所有的菜肴其实都可以用更健康的方法来烹饪。您可以去找为糖尿病患者设计的专门讲各种文化中食物做法的烹饪书，那里面有很多让食谱变得更健康的点子。

家庭和社交场合

有时家人和朋友会不理解为何您改变了自己的饮食，也包括他们的。与家人和朋友谈谈您的糖尿病治疗目标并寻求他们的理解与支持。您所做的改变会让您和他们都保持健康。

当您拒绝家人和朋友的拿手菜时，他们可能会不高兴。请他们和您一起来改良

糖尿病患者可以喝酒吗？

很多糖尿病患者都想知道他们是否可以喝酒。如果您的血糖或者甘油三酯水平比较高，最好不要喝酒。如果您的糖尿病控制得不错而且饮酒也不会对您的药物造成影响，少喝一点是可以的。

如果选择饮酒，请务必适量。对于健康成年人来说，各年龄段女性及65岁以上男性每天最多喝1杯，65岁及65岁以下男性每天最多喝2杯。这里的"1杯"相当于1罐350毫升的普通啤酒（约含150千卡热量）、1杯（约140毫升）葡萄酒（约含100千卡热量）或1小杯（约40毫升）烈酒（约含100千卡热量）。

不要空腹饮酒，因为这样做有低血糖的风险。另外，高热量饮料（尤其是含有甜苏打水和果汁的混合饮料）会升高血糖并促进长胖。

这个拿手菜的菜谱，使它变得更健康。也可以向营养师求助，以便您把家人的最爱也纳入您的饮食计划。

如果您要参加一个特别的聚会，而那里的人您还不太熟，请在到达之前想想您会吃些什么、喝些什么。您也可以带上自己喜欢的健康零食。

坚持计划的回报

当您开始感受到努力的回报后，坚持健康饮食计划的动力就会再上一层楼。

· 您经历高血糖和低血糖的次数会减少
· 您能更好地管理体重
· 您的身体会更舒服更有能量
· 您对糖尿病的控制会更好

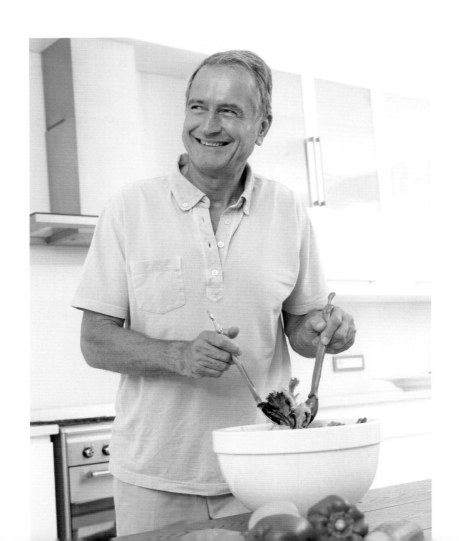

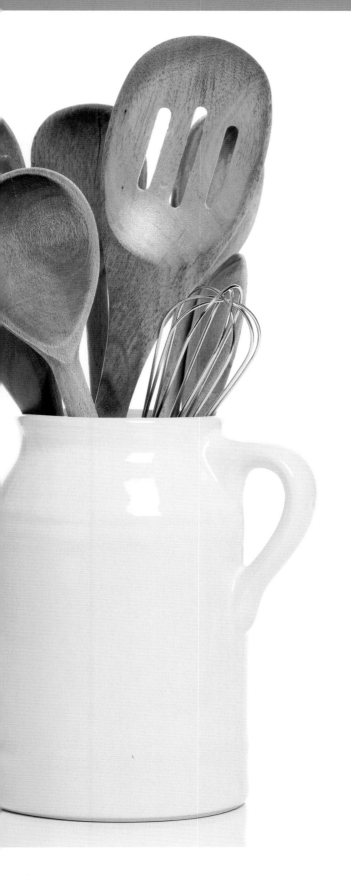

健康食谱

您每天选择和烹饪食物时所做的决定不仅会影响到您当天的感受，还会影响您未来生活的质量。

怎样才能"吃得好"？要从享用多种能帮您保持健康的食物开始。如果您有糖尿病，吃得好会帮您控制好血糖，可能会让您不用吃药或者减少用药量。

下面的食物表明"吃得好"可以很简单而且很享受。

雪梨烤鸡

8人份

配料：

8块115克、去骨、去皮鸡胸肉

1茶匙龙蒿

1汤匙橄榄油（分2次用）

4个中等大小甜洋葱，切成薄片

4个梨，去核切成薄片

1杯低脂菲达芝士碎

制作方法：

1.将烤箱预热至190摄氏度。

2.把每块鸡胸肉抹上龙蒿。

3.在一个大号的耐高温煎锅中，烧热半汤匙橄榄油，加入鸡胸肉，煎至金黄色。加入剩余的橄榄油和切好的洋葱，继续煎至洋葱透明。

4.轻轻用锡纸覆盖煎锅。然后将煎锅放入烤箱，烤约15分钟。取出煎锅，静置5分钟（仍然要盖着锡纸）。

5.摆盘：用煎好的洋葱铺底，鸡胸肉放在上面。把切好的梨片摆在鸡胸肉上方和周围。每块鸡胸肉上撒2汤匙菲达芝士碎。

每份营养情况：

热量	259千卡
总脂肪	3克
饱和脂肪	<1克
单不饱和脂肪	1.6克
胆固醇	67毫克
钠	258毫克
碳水化合物	26克
膳食纤维	4克
蛋白质	32克

交换份：

水果	1份
非淀粉类蔬菜	2份
肉类和肉类替代品	3份

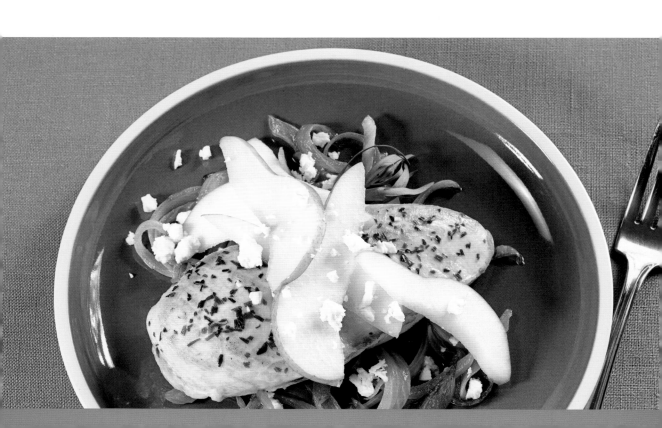

糙米加蔬菜

8人份

配料：

　　1杯生糙米

　　1汤匙油

　　2杯低钠鸡汤（或水）

　　4根大葱（带绿叶）

　　共计2杯的彩椒、芹菜、蘑菇、芦笋、豌豆荚或胡萝卜

　　2汤匙柠檬汁

　　可选：磨碎的黑胡椒、切碎的新鲜欧芹

制作方法：

　　1.把油倒入一个大的深平底锅里，中火加热，将生糙米放入油中不断翻炒约2分钟。调小火，加入鸡汤（或水），不搅拌不开盖地煮约30分钟。

　　2.与此同时，将带叶的大葱和蔬菜切好。

　　3.糙米饭煮30分钟后，加入蔬菜和柠檬汁。搅拌均匀，盖上锅盖，继续用中火煮至糙米有点软但还有嚼头（煮10～15分钟）。

　　4.用黑胡椒调味，在顶部撒上切碎的新鲜欧芹（如果想放的话）即可。

每份营养情况：

热量	123千卡
总脂肪	2克
饱和脂肪	0.5克
单不饱和脂肪	1.5克
胆固醇	1毫克
钠	44毫克
碳水化合物	21克
膳食纤维	2克
蛋白质	3克

交换份：

淀粉类	1份
非淀粉类蔬菜	1份
油脂类	半份

橡果南瓜盛生菜

4人份

配料：

　　2个橡果南瓜（共约900克）

　　2汤匙红糖

　　1汤匙反式脱脂人造黄油或橄榄油

　　4杯生菜（红叶生菜、波士顿生菜、比布生菜或多种混合）

　　2汤匙瓜子

　　4茶匙蜂蜜

制作方法：

　　1.用锋利的刀刺穿南瓜几次，以便蒸汽在烹饪过程中逸出。

　　2.将南瓜放入微波炉中大火加热至柔软（需加热约5分钟，加热3分钟后转动南瓜以确保受热均匀）。

　　3.将南瓜放在砧板上，切成两半，刮掉并丢弃种子。

　　4.刮下南瓜瓤并放入搅拌碗中。

　　5.在南瓜瓤上撒上红糖并加入人造黄油（或橄榄油），搅匀至手感顺滑，然后放在一边冷却。

　　6.将生菜分装入4个沙拉盘，每盘加半杯混好的南瓜瓤、半汤匙瓜子和1茶匙蜂蜜即可。

每份营养情况：

热量	97千卡
总脂肪	5克
饱和脂肪	1克
单不饱和脂肪	2克
胆固醇	0
钠	54毫克
碳水化合物	35克
膳食纤维	4克
蛋白质	3克

交换份：

淀粉类	1份
糖类和其他碳水化合物	1份
油脂类	1份

蓝莓柠檬奶油巴菲

4人份

配料：

170克使用低热量甜味剂制作的低脂香草酸奶

115克脱脂奶油芝士

1茶匙蜂蜜

2茶匙新鲜磨碎的柠檬皮

3 杯新鲜的蓝莓，冲洗干净并沥干

制作方法：

1.排出酸奶中的水分。将酸奶、奶油芝士和蜂蜜混在一个中等大小的碗中，用电动搅拌器高速混匀，直到酸奶混合物变得像奶油一样轻盈滑腻。

2.将磨碎的柠檬皮搅入混合物中。

3.将混好的柠檬奶油加上蓝莓铺在甜点盘中即可。

每份营养情况：

热量	129千卡
总脂肪	1克
饱和脂肪	微量
单不饱和脂肪	微量
胆固醇	4毫克
钠	225毫克
碳水化合物	23克
膳食纤维	3克
蛋白质	7克

交换份：

水果	1份
奶和奶制品	半份

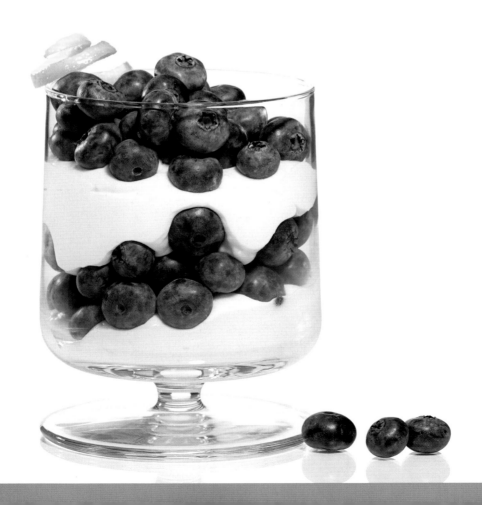

烤土豆

4人份

配料：

450克带皮大土豆，切成6毫米厚的薯角

1汤匙橄榄油

1茶匙迷迭香或牛至叶

制作方法：

1.将烤箱预热至204摄氏度。

2.在烤盘上喷薄薄一层喷锅油。

3.将薯角在冰水中浸5分钟，捞出沥干水分，然后在冷水下进行彻底冲洗，洗净后用纸巾吸干水分。

4.将薯角放入大碗中，上面浇上橄榄油并翻动均匀。

5.将薯角均匀地摆放在准备好的烤盘上。

6.将薯角放入烤箱中烘烤15分钟，翻面再烤5分钟。取出烤盘，撒上香料，再次放回烤箱烘烤至薯角变脆颜色变深（约5分钟）即可。

每份营养情况：

热量	116千卡
总脂肪	4克
饱和脂肪	0.5克
单不饱和脂肪	2克
胆固醇	0
钠	20毫克
碳水化合物	18克
膳食纤维	2克
蛋白质	2克

交换份：

淀粉类	1份
油脂类	1份

葡萄和核桃配柠檬酸奶油酱

6人份

配料：

半杯脱脂酸奶油

2汤匙糖粉

半茶匙柠檬皮

半茶匙柠檬汁

1/8茶匙香草提取物

1.5杯红色无籽葡萄

1.5杯绿色无籽葡萄

3汤匙切碎的核桃

制作方法：

1.将酸奶油、糖粉、柠檬皮、柠檬汁和香草放入小碗中，用打蛋器搅拌均匀，盖好并冷藏数小时。

2.将无籽葡萄均分放入6个高脚甜点杯或碗中。每杯或每碗加上2汤匙做好的柠檬酱，并撒上半汤匙核桃碎即可。

每份营养情况：

热量	98千卡
总脂肪	2克
饱和脂肪	微量
单不饱和脂肪	0.5克
胆固醇	0
钠	38毫克
碳水化合物	18克
膳食纤维	1克
蛋白质	2克

交换份：

水果	1份
糖类和其他碳水化合物	半份

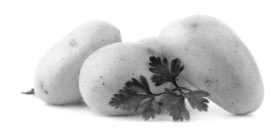

烤海鲜串

6人份

配料:

450克虾

450克海扇贝

1颗柠檬榨的汁

2汤匙橄榄油

1个蒜瓣,切碎

2汤匙切碎的新鲜香菜

制作方法:

1.虾去皮去虾线,留下尾巴,冲洗干净并用纸巾拍干。扇贝冲洗干净并用纸巾拍干。将虾和扇贝放入玻璃碗中,加入各种调料,充分搅拌,然后放进冰箱中腌至少30分钟。

2.在烤盘或烤架上喷上喷锅油。预热烤盘或烤架。将虾和扇贝肉间隔穿在串上。将串放在烤盘或烤架上烤几分钟,边烤边刷烤肉汁。换面继续烤,烤到虾和扇贝不透明且略带棕色即可(共约8分钟)。

3.如果需要,可撒上磨碎的柠檬皮,加入更多的柠檬汁和黑胡椒粉。

每份营养情况:

热量	148千卡
总脂肪	6克
饱和脂肪	1克
单不饱和脂肪	3克
胆固醇	90毫克
钠	323毫克
碳水化合物	2克
膳食纤维	0
蛋白质	21克

交换份:

肉类和肉类替代品	3份
油脂类	1份

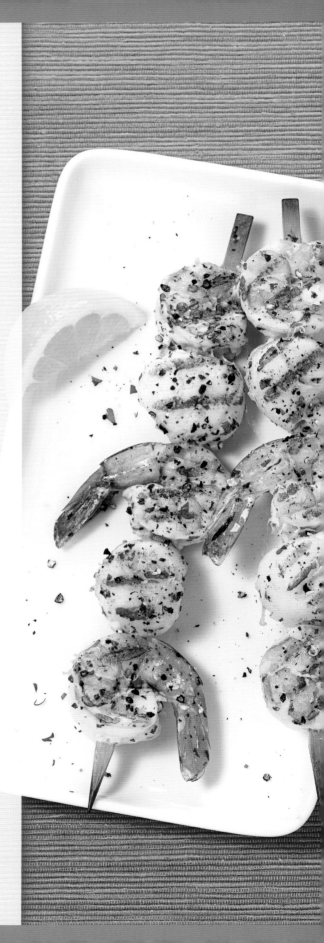

薄荷味小胡萝卜

6人份

配料：

 6杯水

 450克小胡萝卜

 1/4杯苹果汁

 1汤匙玉米淀粉

 半汤匙切碎的新鲜薄荷叶

 1/8茶匙肉桂粉

制作方法：

 1.将水倒入一个大的深平底锅中，加入胡萝卜并煮至嫩脆（约10分钟）。

 2.捞出胡萝卜，沥干水分，放入大碗中。

 3.将苹果汁和玉米淀粉倒入深平底锅中，中火加热，搅拌至变稠（约5分钟），然后放入薄荷叶和肉桂粉并搅拌。

 4.将做好的酱汁浇在胡萝卜上即可。

每份营养情况：

热量	40千卡
总脂肪	0
饱和脂肪	0
单不饱和脂肪	0
胆固醇	0
钠	45毫克
碳水化合物	9克
膳食纤维	2克
蛋白质	1克

交换份：

非淀粉类蔬菜	2份

照烧芦笋

6人份

配料：

 675克新鲜芦笋，去根，切成4厘米见方的块

 2汤匙水

 半茶匙糖

 2茶匙照烧酱

制作方法：

 1.煎锅上火，大火烧热，加入水和芦笋，盖好盖。调成中火。轻轻摇动煎锅以确保芦笋受热均匀。按需添水，以防止芦笋烧煳。此步骤约需5分钟。

 2.当芦笋变得嫩而清脆时，开盖，继续煮至水干，起锅。

 3.在芦笋上撒上糖，淋上照烧酱，轻轻摇动煎锅混匀，即可起锅装盘。

每份营养情况：

热量	27千卡
总脂肪	0
饱和脂肪	0
单不饱和脂肪	0
胆固醇	0
钠	115毫克
碳水化合物	5克
膳食纤维	2克
蛋白质	3克

交换份：

非淀粉类蔬菜	1份

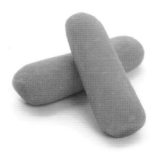

早安马芬蛋糕

18块

配料：

1 杯通用（普通）面粉

1 杯全麦面粉

3/4杯糖

2茶匙小苏打

2茶匙肉桂粉

1/4茶匙盐

3/4茶匙鸡蛋替代品*

半杯蔬菜油

半杯不加糖的苹果酱

2茶匙香草提取物

2杯切碎的苹果（带皮）

半杯葡萄干

3/4杯磨碎的胡萝卜

2汤匙切碎的山核桃

制作方法：

1.将烤箱预热至177摄氏度。

2.将纸或锡箔放入马芬盘并贴合出马芬杯的形状。

3.将面粉、糖、小苏打、肉桂和盐放入大碗中，用打蛋器搅拌均匀。

4.在另一个碗中加入鸡蛋替代品、油、苹果酱、香草、切好的苹果、葡萄干和胡萝卜并搅拌均匀。将混合物加到混好的面粉里再次搅拌均匀。

5.用勺子将面糊装入马芬杯中，每杯大约填至2/3满。撒上切碎的山核桃并烘焙至触碰起来有弹性（约35分钟）。

6.关掉烤箱电源，5分钟后取出马芬蛋糕，将其放在架子上至完全冷却即可。

每份营养情况（1块马芬蛋糕）：

热量	175千卡
总脂肪	7克
饱和脂肪	0.5克
单不饱和脂肪	4克
胆固醇	0
钠	195毫克
碳水化合物	25克
膳食纤维	2克
蛋白质	3克

交换份：

淀粉类	1份
水果	半份
油脂类	1份

*用淀粉和增稠剂等原料制成的"鸡蛋粉"，下同。

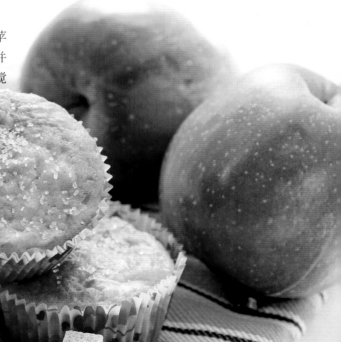

炖牛肉

8人份

配料：

3汤匙全麦面粉

450克瘦牛肉，剔除所有可见脂肪并切成4厘米见方的块

2汤匙橄榄油

3颗大红洋葱，切成薄片

半茶匙盐（可选）

3/4茶匙黑胡椒粉（分2次使用）

半茶匙干百里香（或3小枝鲜百里香）

1片月桂叶

3杯牛肉或蔬菜汤料（低钠，或无盐分添加的）

半杯红葡萄酒

6根胡萝卜，切成2.5厘米见方的块

6个中等大小的红皮土豆，切成2.5厘米见方的块

18颗小洋葱，切成两半（或1杯切碎的洋葱）

3颗大啡菇，洗干净并切成2.5厘米见方的大块

1杯芹菜，切成2.5厘米长的丁

1/3杯欧芹，切碎

制作方法：

1.牛肉裹上面粉。平底锅加油烧热，加入牛肉，煎至各面均呈棕色（约5分钟），捞出备用。

2.将红洋葱片放入锅中炒至金黄发软，加盐、胡椒粉（半茶匙）、百里香和月桂叶，炒约1分钟。将牛肉倒回锅中，加入汤料和葡萄酒，煮沸后调小火，盖好盖炖到肉熟质嫩（约40分钟）。

3.加入胡萝卜、土豆、洋葱、大啡菇和芹菜，盖好盖，再用文火炖到蔬菜变软（约30分钟）。

4.拌入欧芹和剩下的胡椒粉，取出月桂叶即可。

每份营养情况：

热量	271千卡
总脂肪	7克
饱和脂肪	2克
单不饱和脂肪	4克
胆固醇	32毫克
钠	141毫克
碳水化合物	35克
膳食纤维	5克
蛋白质	17克

交换份：

淀粉类	1份
非淀粉类蔬菜	4份
肉类和肉类替代品	2份

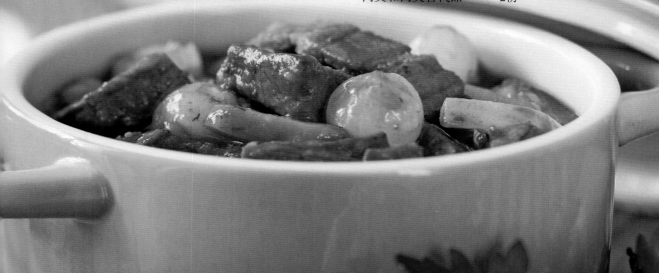

草莓奶油酥饼

6人份

配料：

1.75杯通用（普通）面粉，过筛

2.5茶匙双重泡打粉

半茶匙盐

1汤匙糖

2汤匙反式人造黄油

3/4杯脱脂牛奶

6杯新鲜草莓，去萼切片

3/4杯（约170克）脱脂纯酸奶

制作方法：

1.将烤箱预热至232摄氏度。

2.在烤盘上喷薄薄一层喷锅油。

3.将面粉、泡打粉、盐、糖、黄油、牛奶加入一个大的搅拌碗，不断搅拌，直至变成湿润的面团。

4.将面团放到有充分支撑的平面上，双手蘸点面粉，慢慢地和面6~8次，直至面团表面光滑易于处理。用擀面杖将面团擀成6毫米厚的矩形面饼，然后切成6个方块。

5.将面饼放在烤盘上，放入烤箱，烤至金黄色（10~12分钟）。

6.取出面饼，放入盘子中。每个面饼上放1杯草莓和2汤匙酸奶。

每份营养情况：

热量	253千卡
总脂肪	5克
饱和脂肪	1克
单不饱和脂肪	1克
胆固醇	2毫克
钠	481毫克
碳水化合物	45克
膳食纤维	4克
蛋白质	7克

交换份：

淀粉类	2份
水果	1份
油脂类	1份

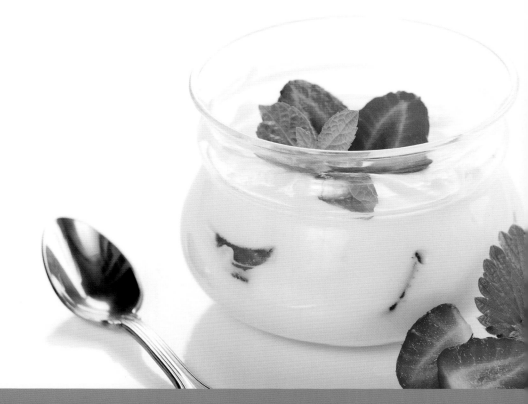

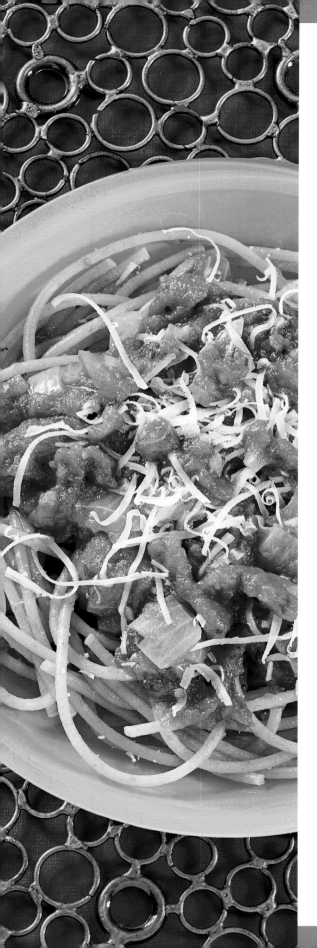

简易番茄意面

8人份

配料：

1颗大洋葱，切碎（约1杯的量）

2个蒜瓣，切碎（根据喜好可适量增加）

1汤匙橄榄油

2罐800克装含整个去皮西红柿和汁水的罐头（无盐分添加的）

1/4杯切碎的欧芹

340克生全麦意面

57克磨碎的帕玛森芝士（约3/4杯的量）

制作方法：

1.大煎锅上火，加入橄榄油，然后放入洋葱和蒜瓣，中火炒至变软。加入带汁的西红柿和欧芹，边炖边把西红柿切成小块（为了让酱汁更浓，炖的时间要长，需约1.5小时）。

2.大锅装水至3/4满，煮沸，加入意面，煮至意面有嚼劲或略软（可参阅包装说明的时间），然后将意面捞出，彻底沥干水分。

3.找一个大的热过的碗，放入意面和调味汁，轻轻搅拌，然后放上帕玛森芝士即可。

每份营养情况：

热量	257千卡
总脂肪	5克
饱和脂肪	1.5克
单不饱和脂肪	2克
胆固醇	5毫克
钠	143毫克
碳水化合物	43克
膳食纤维	7克
蛋白质	10克

交换份：

淀粉类	2份
非淀粉类蔬菜	2份
油脂类	1份

护心燕麦

6人份

配料：

3.25杯水

2杯老式燕麦片

1杯蓝莓

1/4杯蔓越莓干或葡萄干

1/4杯红糖

2杯使用低热量甜味剂制作的脱脂香草酸奶

1/4杯切碎的核桃

制作方法：

1.深平底锅上火，加水烧沸，倒入燕麦片并搅拌。在沸后调至中火，煮约5分钟或至大部分水被吸收（要经常搅拌）。

2.向燕麦片中加入水果。装碗，撒上红糖、酸奶、水果干和核桃碎即可。

每份营养情况：

热量	258千卡
总脂肪	6克
饱和脂肪	1克
单不饱和脂肪	2克
胆固醇	2毫克
钠	52毫克
碳水化合物	42克
膳食纤维	4克
蛋白质	9克

交换份：

淀粉类	1份
水果	1份
奶和奶制品	半份
糖类和其他碳水化合物	半份
油脂类	1份

早餐卷饼

1人份

配料：

半杯切碎的番茄

2汤匙切碎的洋葱

1/4杯罐装玉米粒（无盐分添加的）

1/4杯鸡蛋替代品

1张全麦墨西哥薄饼（直径约15.2厘米）

2汤匙萨尔萨辣酱

制作方法：

1.在小煎锅中加入切碎的番茄、洋葱和玉米粒。中火烧至蔬菜变软，水分蒸发。

2.加入鸡蛋替代品并与蔬菜混合，翻炒至熟（约3分钟）。

3.将烧好的馅料铺在薄饼中心，并浇上萨尔萨辣酱。将薄饼上下两头折到馅料上方，卷起来即可食用。

每份营养情况：

热量	256千卡
总脂肪	4克
饱和脂肪	0.5克
单不饱和脂肪	1克
胆固醇	1毫克
钠	629毫克
碳水化合物	40克
膳食纤维	11克
蛋白质	15克

交换份：

淀粉类	2份
非淀粉类蔬菜	2份
肉类和肉类替代品	1份

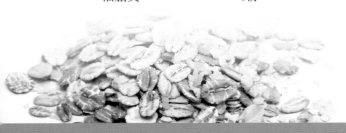

鸡肉皮塔饼三明治配柠檬莳萝酱

8人份

配料：

900克去皮鸡胸肉（切成小块）

2茶匙橄榄油

半茶匙柠檬胡椒粉（无盐分添加的）

1汤匙柠檬汁

2颗中等大小的洋葱（切成薄片）

2杯手撕生菜

4个西红柿（切成薄片）

2杯黄瓜薄片

8个全麦皮塔面包（直径约10.2厘米）

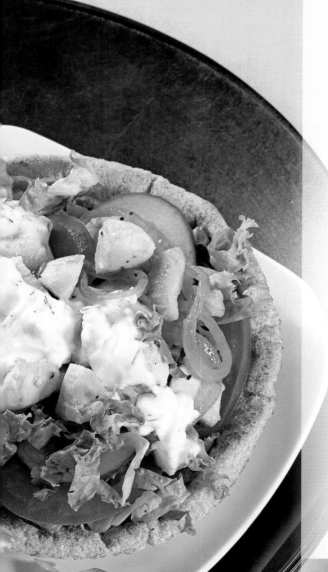

酱料：

2杯脱脂纯酸奶

2茶匙干莳萝草（或小茴香）或1.5汤匙新鲜的小茴香

2个蒜瓣（切碎）

制作方法：

1.煎锅上火，加1茶匙橄榄油和鸡块，中火煎至鸡块熟透并呈浅褐色（约5分钟）。撒上柠檬胡椒粉，将鸡块盛入碗中，倒入柠檬汁，混匀备用。

2.煎锅再次上火，加入剩下的橄榄油和切好的洋葱，煎至洋葱熟透并呈浅褐色，盛出备用。

3.等待鸡肉和洋葱冷却时，准备好手撕的生菜，切片的西红柿和黄瓜。

4.将所有酱料成分倒入一个碗中，混匀。

5.按下面的顺序做三明治：将皮塔饼放在盘子上，上面依次放生菜、番茄片、黄瓜片、鸡肉和洋葱，然后淋上酱料即可。

每份营养情况（1个皮塔饼）：

热量	276千卡
总脂肪	4克
饱和脂肪	0.5克
单不饱和脂肪	1.5克
胆固醇	67毫克
钠	275毫克
碳水化合物	26克
膳食纤维	4克
蛋白质	34克

交换份：

淀粉类	1份
非淀粉类蔬菜	2份
肉类和肉类替代品	3份

烤三文鱼配黄瓜和小萝卜片

8人份

配料：

900克三文鱼片

1茶匙柠檬汁

1茶匙橄榄油

黑胡椒粉（可选）

2杯去籽黄瓜薄片

3/4杯小萝卜薄片

2汤匙醋

1/4茶匙小茴香

制作方法：

1.三文鱼片抹上柠檬汁，再抹上油，撒上黑胡椒粉，切成8块。将三文鱼片带皮的一面朝下，放在喷好喷锅油的铝箔上。

2.将其余原料放到一个碗里，充分混合并冷藏。

3.在中到大火下烤至三文鱼片易于分层，但仍有水分（为获得最佳口感，请使用食物温度计，内部温度应达到63摄氏度）。

4.取出三文鱼片，放上黄瓜片和小萝卜片即可。

每份营养情况：

热量	168千卡
总脂肪	8克
饱和脂肪	1克
单不饱和脂肪	3克
胆固醇	62毫克
钠	55毫克
碳水化合物	1克
膳食纤维	微量
蛋白质	23克

交换份：

不受限制食物	1份
肉类和肉类替代品	3份

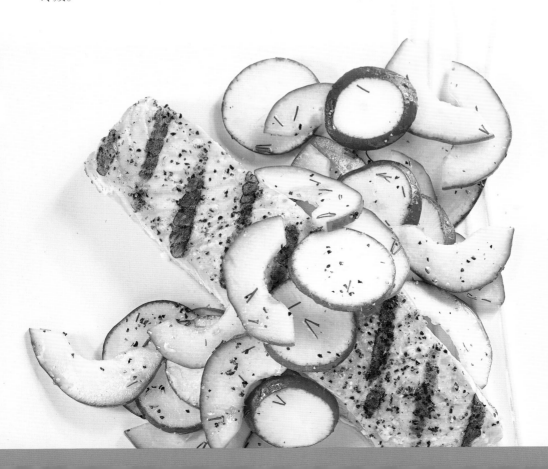

热带水果沙拉

8人份

配料：

1.5杯杧果丁

2杯番木瓜丁

2杯菠萝丁

4根大葱（带叶）

1个墨西哥辣椒

2汤匙柠檬汁或酸橙汁

2汤匙切碎的香菜或欧芹

制作方法：

1.将杧果丁、番木瓜丁和菠萝丁放入碗中。

2.大葱切成小段，加到水果碗中。

3.墨西哥辣椒去籽和白膜，切碎，也加到水果碗中。

4.碗中加入柠檬汁或酸橙汁和香菜或欧芹，充分混匀，然后倒在生菜叶上作为沙拉，或作为海鲜或烤薯条的配菜均可。

每份营养情况：

热量	60千卡
总脂肪	微量
饱和脂肪	微量
单不饱和脂肪	微量
胆固醇	0
钠	11毫克
碳水化合物	14克
膳食纤维	2克
蛋白质	1克

交换份：

水果	1份

苹果蔓越莓燕麦脆

8人份

配料：

6杯切片的苹果（3个去皮，3个不去皮）

1杯新鲜蔓越莓（或不加糖的冷冻蔓越莓）

2汤匙蔗糖

3/4杯生燕麦片

1/3杯红糖（放入量杯后轻轻压一下，直到满1/3杯）

2汤匙全麦面粉

半茶匙肉桂

2汤匙无反式脂肪的黄油酱

半杯使用低热量甜味剂的脱脂的香草、柠檬或枫香味的酸奶

制作方法：

1.将烤箱预热至190摄氏度。

2.将苹果片、蔓越莓和蔗糖放到一个大的搅拌碗中，混匀，放入1.9升的方形烤盘（或23厘米的派盘）中。

3.在一个小碗里加入燕麦、红糖、面粉、肉桂和黄油酱，用手和到一起直至发酥，然后均匀地撒在苹果蔓越莓混合物上。

4.将烤盘（或派盘）放入烤箱，烤30～35分钟（至苹果变软），去除烤盘（或派盘），趁热浇上一勺酸奶即可。

每份营养情况：

热量	176千卡
总脂肪	4克
饱和脂肪	0.5克
单不饱和脂肪	2克
胆固醇	微量
钠	51毫克
碳水化合物	33克
膳食纤维	4克
蛋白质	2克

交换份：

淀粉类	1份
水果	1份
油脂类	1份

软墨西哥薄饼卷西南部蔬菜

4人份

配料：

1汤匙橄榄油

1颗中等大小的红洋葱（切碎，约1杯的量）

1杯黄色西葫芦丁

1杯绿色西葫芦丁

3个蒜瓣（切碎）

4个中等大小的西红柿（去籽并切碎）

1个墨西哥辣椒（去籽并切碎）

1杯新鲜玉米粒（约2根玉米的量）或1杯冷冻玉米粒

1杯罐装斑豆或黑豆（洗净并沥干水分）

半杯切碎的新鲜香菜

8张墨西哥薄饼

半杯烟熏味萨尔萨辣酱

制作方法：

1.深平底锅上火，加橄榄油，中火烧热，放入洋葱炒到发软。加入黄色和绿色西葫芦丁，翻炒至软（约5分钟）。加入大蒜、西红柿、墨西哥辣椒、玉米粒和豆子，烹至蔬菜脆嫩（约5分钟）。加入香菜，然后起锅。

2.大煎锅（无不粘涂层）上火，中火烧热，加入玉米饼，烙至发软，每面烙约20秒。

3.玉米饼铺在盘子上，上面铺等量的蔬菜混合物，每张饼加2汤匙萨尔萨辣酱即可。

每份营养情况（2个薄饼卷）：

热量	310千卡
总脂肪	6克
饱和脂肪	1克
单不饱和脂肪	3克
胆固醇	0
钠	170毫克
碳水化合物	54克
膳食纤维	11克
蛋白质	10克

交换份：

淀粉类	3份
非淀粉类蔬菜	2份
油脂类	1份

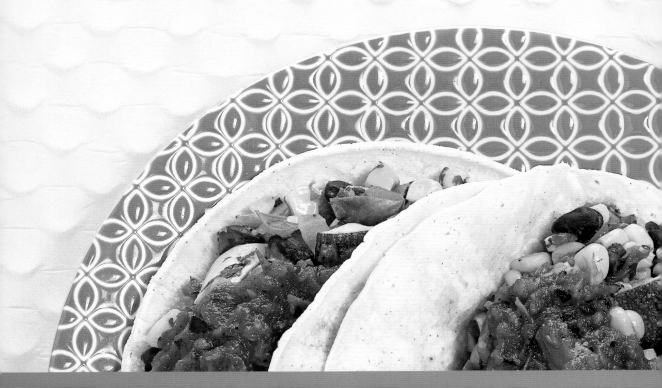

第四章

拥有健康的体重

唐纳德·D. 韩斯鲁德博士有话说

"值得庆幸的是，减肥可以逆转这个过程，而且效果立竿见影。在开始减肥数天后，血糖就会有所改善，而且这种改善有时非常显著。"

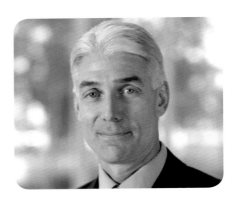

2型糖尿病的主要危险因素包括糖尿病家族史、肥胖（尤其是腹型肥胖）、久坐的生活方式和不当的饮食习惯。其中，您能控制的最重要的危险因素是肥胖。请记住：体力活动和饮食都会影响体重。在美国，糖尿病患病率增加的主要原因就是超重或肥胖。

唐纳德·D. 韩斯鲁德，医学博士，
预防医学专家

糖尿病的一个关键因素就是胰岛素——胰岛素促进葡萄糖进入细胞，从而有助于降低血糖。超重或肥胖时，机体内的胰岛素就不能正常工作来降低血糖——也就是说，机体对胰岛素产生了抵抗，因此，超重或肥胖会增加糖尿病的患病风险。一开始，机体会产生更多的胰岛素来克服这种抵抗。但随着时间的推移，机体对胰岛素的抵抗越来越强，但不能持续增加胰岛素的产量，结果血糖值开始上升，您就患上了糖尿病。

减肥的最好方法是改变生活方式——改变食物的种类、数量，多运动。在某些情况下，糖尿病可以被完全逆转，血糖值可以恢复正常或接近正常。

管理体重还有其他的好处。糖尿病会增加眼睛疾病、肾脏疾病、神经损伤和心脏病的发生风险。改变生活方式能有效降低体重，有助于降低上述疾病的发生风险。此外，改善生活方式还有助于预防其他与超重或肥胖相关的健康问题，如高血压、血脂异常、阻塞性睡眠呼吸暂停综合征等。最后，更健康的饮食、更多的锻炼能让您感觉更好。

改变饮食习惯，不仅要减少总热量的摄入，还要选择健康、美味的食物。如果保持正确、积极的心态，健康饮食、控制体重是很有可能实现的。

运动锻炼也不一定就是一件苦差事。很多人都觉得运动锻炼让他们感觉更好。增加每天的活动量是消耗能量的有效措施。

改善生活方式是有效治疗糖尿病的基础，同时有助于预防糖尿病的各种并发症。没错，减肥需要付出努力，还需要正确的计划，但它的回报也是巨大的。做出正确的选择，您就可以享受快乐，并延长生命的长度。

超重或肥胖是2型糖尿病最主要的危险因素。绝大多数2型糖尿病患者都有超重或肥胖的问题。相比之下，大多数1型糖尿病患者体重都比较正常或偏轻。

为什么超重或肥胖是2型糖尿病的重要危险因素呢？因为脂肪会影响机体细胞对胰岛素的反应——造成胰岛素抵抗，使葡萄糖难以进入细胞。因此，葡萄糖会被留在血液中，从而使血糖水平升高。

幸运的是，这个过程可以被逆转。当体重减轻时，细胞对胰岛素的反应会变得敏感，胰岛素也能正常发挥作用了。对于一些患有2型糖尿病的人来说，减肥是控制糖尿病、使血糖恢复正常的必要步骤。

那么，需要减掉多少体重才能有效果呢？这个问题目前没有统一的答案。一般来讲，减少5%～10%的体重就能使血糖水平降低，同时会带来许多其他益处，比如降低血压和血胆固醇水平。

如您所知，减肥可能是一个挑战。然而，带着积极的态度，接受正确的指导，您就可以战胜这个挑战。当您养成更健康的生活习惯时，体重会逐渐恢复正常。

您需要减肥吗

虽然许多时装模特和名人都很瘦，但您不应该期望自己看起来和他们一样。您的目标应该是达到一个健康的体重——一个足以改善血糖控制，减少其他健康风险的体重。为了明确您是否能在减肥中获益，需要考虑以下三个因素：体重指数、腰围、个人疾病史（家族疾病史）。

体重指数

体重指数（BMI）是一个基于公式计算

您的体重指数怎么样？

要确定您的体重指数（BMI），请在表格的最左列找到自己的身高，然后横向找到与自己体重最为接近的那一列，该列顶部的数值就是您的BMI估计值。

	正常			超重				肥胖			
BMI	19	24	25	26	27	28	29	30	35	40	45	50
身高						*体重（磅）						
**4′ 10″	91	115	119	124	129	134	138	143	167	191	215	239
4′ 11″	94	119	124	128	133	138	143	148	173	198	222	247
5′ 0″	97	123	128	133	138	143	148	153	179	204	230	255
5′ 1″	100	127	132	137	143	148	153	158	185	211	238	264
5′ 2″	104	131	136	142	147	153	158	164	191	218	246	273
5′ 3″	107	135	141	146	152	158	163	169	197	225	254	282
5′ 4″	110	140	145	151	157	163	169	174	204	232	262	291
5′ 5″	114	144	150	156	162	168	174	180	210	240	270	300
5′ 6″	118	148	155	161	167	173	179	186	216	247	278	309
5′ 7″	121	153	159	166	172	178	185	191	223	255	287	319
5′ 8″	125	158	164	171	177	184	190	197	230	262	295	328
5′ 9″	128	162	169	176	182	189	196	203	236	270	304	338
5′ 10″	132	167	174	181	188	195	202	209	243	278	313	348
5′ 11″	136	172	179	186	193	200	208	215	250	286	322	358
6′ 0″	140	177	184	191	199	206	213	221	258	294	331	368
6′ 1″	144	182	189	197	204	212	219	227	265	302	340	378
6′ 2″	148	186	194	202	210	218	225	233	272	311	350	389
6′ 3″	152	192	200	208	216	224	232	240	279	319	359	399
6′ 4″	156	197	205	213	221	230	238	246	287	328	369	410

美国国立卫生研究院，1998年

*1磅=0.454千克

**4′ 10″ 为4英尺10英寸

1英尺=12英寸≈0.3米

的数值，它纳入体重和身高两个参数，用来表示机体的脂肪重量占比。可以用本页的表格来估量您的体重指数。

BMI低于18.5表明体重过轻，18.5～24.9是健康范围，25～29.9表明超重，大于或等于30意味着肥胖。（注：中国标准BMI值：正常：18.5~23.9，超重：≥24，偏胖：24~27.9，肥胖：≥28。）

BMI是一个实用的指标，但它并不完美。例如，肌肉的密度高于脂肪，许多肌肉发达、机体健康的人BMI偏高，而这种高BMI并不增加健康风险。

腰围

　　另一种评价体重是否健康的指标是腰围。如果身体大部分的重量在腰部或上半身，您的体型就会像一个苹果。如果大部分脂肪都在臀部和大腿周围，您的体型就会像一个梨。

　　一般来说，梨型身材比苹果型身材健康，这是因为腹部脂肪堆积与许多疾病密切相关，如2型糖尿病和冠心病。

　　为了明确腹部是否脂肪过剩，就要测量腰围，通常是在与肚脐水平，取最小处的腰围。如果男性腰围超过100厘米、女性腰围超过90厘米（注：中国标准腰围男性小于85厘米，女性小于80厘米），健康风险就会增大。腰围越大，健康风险越大。

个人疾病史

　　在考虑您的体重是否健康时，病史评估是非常重要的。

　　根据您的个人健康状况，您是否能从减肥中获益？对于大多数2型糖尿病患者来说，这个问题的答案是肯定的。如果您还有其他可因减肥而获益的健康问题，比如高血压，答案就更加肯定了。

　　您高中毕业以后体重增加了吗？成年后的体重增加与健康风险增加相关。

　　您是否吸烟？是否每天饮酒超过2杯？是否生活压力过大？如果您的回答是肯定的，那超重或肥胖对您健康的影响更大。

您的体重评估结果

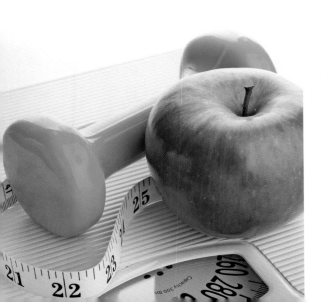

　　如果您的BMI表明您没有超重，而且腰围在合理范围内，那么减重可能并不能给您带来健康获益。

　　如果您的BMI在25～29.9，而且腰围也超过了健康标准，那合理减重就会对您有益。如果您对上述一个以上的个人健康问题的回答是肯定的，那健康获益会更大。

下次就诊时，和医生聊聊您的体重。如果您的BMI超过了30，那么减重可以提高您的整体健康水平，降低您患肥胖相关疾病的风险。

评估您的准备情况

您需要明确一件事——现在是不是开始减肥的最佳时机，如果不是，那也没有关系。如果没有准备好就开始减肥，那失败的概率是很高的。但无限期地推迟减肥的开始时间也不是办法，特别是对存在健康隐患的人来说。下一页的内容可以帮助您做出决定。

为什么做好准备很重要

如果您计划减肥的原因是您想要这么做，而不是您觉得应该这么做，那么您会很快感受到减肥的好处。如果您对下一页大多数问题的回答都很积极，那么现在就可以开始减肥了。您眼下的障碍越少，您越有可能养成健康的饮食习惯和健身习惯。

如果您还没有准备好

如果您对下一页的很多问题都不能确定，那么可以考虑过一段时间再减肥。无论您决定马上开始减肥还是过一段时间再减肥，都要参阅一下本书后文介绍的减肥障碍和可能的解决办法。

如果您还没有做好准备，那可以和健康顾问谈谈，商量一下如何做准备。例如：

如果压力很大，压力管理课程能帮助到您吗？

如果此刻您因为各种原因沉湎于自己的情绪中，您可以去哪里寻求支持？

如果日常工作繁忙，您应该如何设定优先级、削减任务清单，为自己腾出时间？

展望未来

设定一个重新评估准备情况的时间。即使您还没有准备好全力以赴，也可以考虑先进行一些简单的步骤。

您准备好了吗？

1.您减肥的积极性如何？

a.非常积极

b.一般积极

c.有点积极

d.稍微有点积极或根本不积极

2.考虑到您目前的生活压力，您能在多大程度上关注减肥和改变生活方式？

a.可以很容易地关注

b.可以比较好地关注

c.不确定

d.稍有关注或根本不关注

3.最好的减肥速度是每周减重0.5~1千克。您想要减掉多少体重，您的期望可行吗？

a.非常可行

b.一般可行

c.有点可行

d.不太可行或非常不可行

4.除了特别的节日之外，您是否有过暴饮暴食？

a.否

b.是

5.如果您对上一个问题的回答是肯定的，那在过去的一年里，您大约暴饮暴食了几次？

a.每月一次或更少

b.每月几次

c.每周一次

d.每周三次或更多

6.您会因为情绪原因而暴饮暴食吗？比如，当您感到焦虑、沮丧、生气或孤独时。

a.从不或极少

b.偶尔

c.经常

d.总是

7.您有多大的信心能改变并保持饮食习惯？

a.非常自信

b.一般自信

c.有点自信

d.不太自信或完全不自信

8.您有多大的信心能坚持锻炼？

a.非常自信

b.一般自信

c.有点自信

d.不太自信或完全不自信

如果您的大部分回答是：

a和b，那么您很可能已经准备好开始减肥计划了。

b和c，那么您可能已经准备好了，也可能需要推迟开始的时间，并采取行动继续准备。

d，那么您可能需要推迟开始的时间，并采取行动继续准备，请在一段时间后再次评估准备情况。

注：如果您对第5个问题的回答是b、c或d，请向医生咨询。如果您患有饮食失调症，则必须得到合适的治疗。

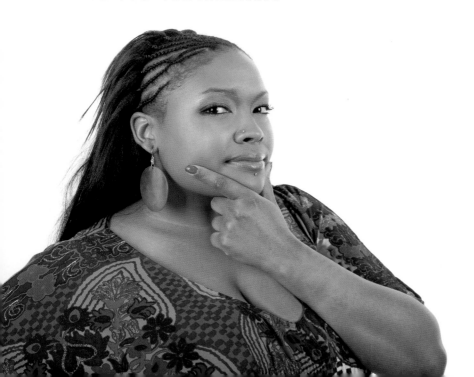

针对减肥障碍的行动指南

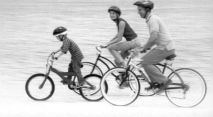

　　为了减肥（或保持健康的体重），您需要找出减肥的障碍并找到解决的办法。下表列出的一些常见障碍和相应的解决方法可能会对您有所启发。

减肥的障碍	可能的解决方法
☐之前尝试过减肥，但失败了，现在对减肥没有足够的信心	➤设定切合实际的目标 ➤关注行为的改变，而不是减掉了多少体重 ➤一点点改变生活方式，不要放弃 ➤如果今天遭遇了挫折，那明天就重新开始 ➤写下以前遇到的障碍和您的应对策略，思考更好的应对方式 ➤找到能促进您减肥成功的驱动力
☐家人不喜欢尝试新的食物，要准备不同的食物，太累了	➤慢慢来。每周都做出一点小小的改变 ➤将水果放在显眼、容易拿取的位置 ➤先从改变烹调方式做起，比如用烤鸡代替炸鸡 ➤询问家庭成员愿意尝试哪一类健康食品。给他们多一些选择，这样他们可能会愿意尝试
☐不喜欢吃蔬菜和水果	➤找到一些您喜欢的品种，尽量多吃 ➤尝试一些您之前没有吃过的蔬菜 ➤把蔬菜加到您最喜欢的汤里，或者用蔬菜代替砂锅菜或比萨里的肉。把新鲜水果加到麦片里，或者将切成块的水果或水果泥加到低脂酸奶或低脂干酪中
☐挡不住某些不该吃的食物的诱惑，比如薯条和其他垃圾食品	➤不要在家里放垃圾食品 ➤如果您实在禁不住诱惑，那就只买一小份。把垃圾食品和正餐一起吃 ➤先吃健康食品，避免在饥饿的时候吃垃圾食品 ➤尝试稍微健康一点的垃圾食品，比如用烤薯片代替油炸薯片
☐压力大、抑郁或无聊的时候，忍不住想吃东西	➤在家里存放健康食品，而不是高脂肪、高热量的食品 ➤通过给朋友打电话、跑步或散步来分散注意力。多想想积极的事情
☐没有时间准备健康食品	➤简单点。例如，一份新鲜的沙拉＋不含脂肪的调料，或者一个全麦面包＋一片水果 ➤在熟食店或杂货店买一份健康的三明治，或一份低热量、低脂肪的主菜或汤
☐在外面吃饭时，倾向于吃自己喜欢的食物，而不是健康食品	➤喜欢的食物只吃一半，另一半第二天吃（如果您经常出去吃饭，要尽量养成健康的饮食习惯） ➤如果您意识到摄入的热量过多，那就增加当天的运动量
☐不喜欢锻炼	➤记住：所有的体力活动都会消耗热量 ➤选择您喜欢的活动，变着花样活动 ➤和朋友或团队一起锻炼，这样您可同时社交 ➤如果希望系统性锻炼，可以去上健身课
☐太累了，不能锻炼	➤规律的运动锻炼能让您精力充沛。可以从每天活动10分钟开始——有一点总比没有好 ➤在您精力最充沛的时候锻炼，无论是早晨、下午还是傍晚。在您经常能看到的地方放置一些激励性信息
☐刚开始体重缓慢下降，现在体重不减了，但饮食习惯并没有改变	➤您可能到了一个平台区。可以考虑每天减少200千卡的热量摄入，除非您的热量摄入过低 ➤逐渐增加运动时间，每次增加15～30分钟。如果有可能，同时增加运动强度。白天多锻炼，比如用爬楼梯代替乘电梯

设定切合实际的目标

　　设定目标能帮助您将想法付诸行动。但您达到体重目标的可能性与目标的可行性密切相关。那些不切实际或过于长期的目标会让您感到沮丧和失望。

　　设定的目标应该包括过程目标和结果目标：

　　过程目标关注特定的活动。例如，与其发誓减重10公斤，不如坚持每天步行30分钟，每周5天。

　　结果目标通常是长期的，衡量的是最终结果，而不是实现结果的过程。例如，减重10公斤就是一个结果目标。

明智地选择目标

　　明智的目标有以下特点：具体、可衡量、可实现、相关性好、有时间限制。

具体

　　确切地说出您想要实现的目标，您打算如何实现它，以及实现的时间。

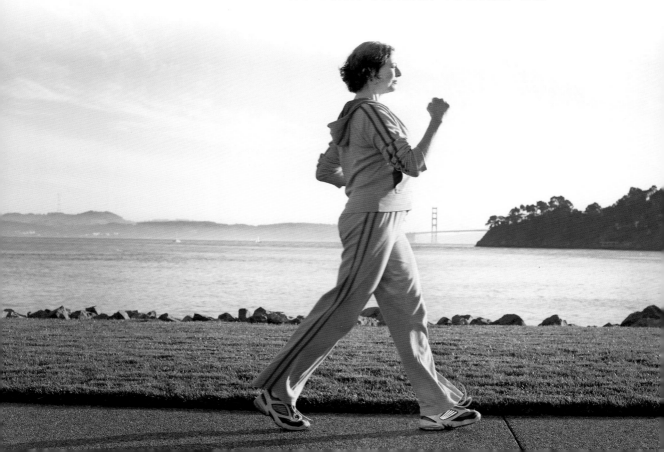

可衡量

记录您的进展情况。例如，如果您的目标是吃更多的蔬菜和水果，请记下每天进食的量；如果您的目标是每周运动5天、每天步行30分钟或者慢跑5公里，那么您可以在锻炼日志中把您的运动情况记录下来。

可实现

在确定目标之前，问问自己这个目标是否合理。设定的目标是否符合您的实际情况？您是否有足够的时间和精力来实现这个目标？慢慢来，逐渐向着更大的目标迈进。

相关性好

在每个阶段选择一个与您的生活密切相关的目标。想清楚对您来说什么是最重要的，什么能真正有益于您的生活。

有时间限制

设定一系列的小目标，而不是一个大的长期目标。一个个短期目标的实现可以让您保持动力。为小目标设定确切的时间表。

记住：做出承诺，但不要太遥不可及。只需每天询问自己，我今天能够为这个减肥计划的进行做些什么。

写下您的目标

与减肥教练或糖尿病专家一起设定您的过程目标和结果目标。弄清楚什么是有效的、什么是无效的以及为什么。您的目标是否足够明智？您能做些什么来增加减肥成功的概率？

写下您最初的目标并经常回顾。但记住：您的目标可能需要随着实际情况而进行调整。记得添加新的目标。

您有能力实现一切！

不要小看自己，要有成功减肥的自信。

要客观看待自己的成功。当您表现得很好并且实现了目标时，要肯定自己的努力。不要把一切成功都归功于减肥计划，要知道计划只起引导作用。

要学会奖励自己。要知道自己已经取得了一定的成绩——包括正在改变饮食习惯，正积极地锻炼身体；衣服的尺寸变小了，能够上下楼梯不气喘吁吁了。可以奖励自己一次有趣的旅行或一张新的CD，或者只是花点时间放松一下也可以。

要给自己加油鼓劲。如果您对继续减肥感到信心不足，可以写下体重下降给您带来的好处，以及您成功改变饮食和锻炼习惯的过程，以此来激励自己。

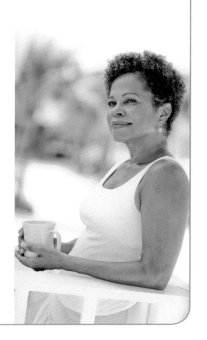

调整您的目标或计划

当减肥计划难以实现时，要重新评估您的情况并调整相应目标或计划，以使其更适合您的实际情况。跟减肥教练或糖尿病专家谈谈。要明白，所有的目标都是您自己的，而不应该是别人强加给您的。

请记住：减肥成功，您的生活将会改变，但这需要时间和努力。

从简单的改变开始

您渴望减轻体重，但是您没有时间去了解另一种生活的细节，或者，您被开始另一种生活的想法压垮了，您只是想要从简单的改变开始。那么，您现在能做些什么？

　　您可以从下表列出的项目中选择一个或几个，这些项目虽然简单，但都是开始减肥的重要内容。

做什么	怎么做
每天吃更多的水果而不是糖果	· 在家里备一碗水果，这样很容易拿取 · 喝低脂的水果酸奶 · 在饭前或饭后吃水果
每天多吃蔬菜、少吃肉	· 买些可以作为零食生吃的蔬菜，如樱桃番茄或小胡萝卜 · 在午餐或晚餐时吃一份含有多种蔬菜的沙拉 · 在餐碟里多放些蔬菜、少放些肉
增加体力活动	· 多走楼梯、少乘电梯 · 把车停在离目的地远一些的地方 · 多骑自行车、少开车 · 起床后或者下班回家后去散步 · 在午餐时间和同事一起走路

　　两周后，如果您觉得自己已经准备好了，就可以按照前文行动指南的完整步骤进行减肥了，相信您会从中受益的。

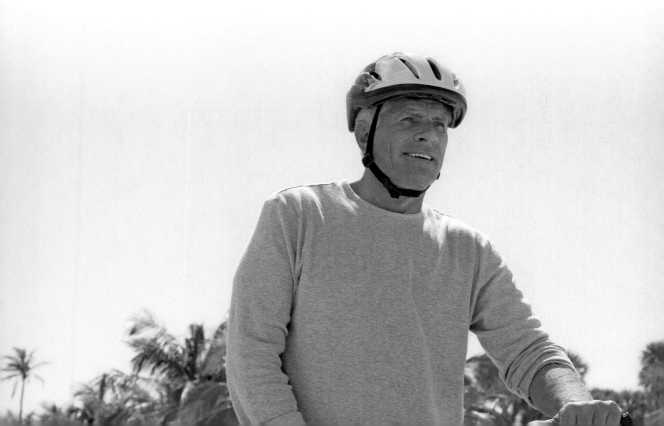

妙佑医疗国际的健康体重金字塔

只要您注意控制每天摄入的总热量，用于控制血糖的健康饮食计划也能起到减肥的作用。对许多人来说，用低热量的蔬菜、水果和全谷物代替脂肪、奶制品或肉类就足以达到控制总热量的目的。

小的变化会累积。例如，将全脂牛奶换成脱脂牛奶，一杯可以减少60千卡的热量。如果您每天喝一杯牛奶，那就是每周减少420千卡的热量。

妙佑医疗国际开发了一种简单的体重控制方法。我们鼓励大家掌握并运用妙佑医疗国际的健康体重金字塔。比起间歇性的节食，这种方法对您的健康更有好处。

妙佑医疗国际认为，成功的长期减肥不仅要关注食物和减少的体重，还需要关注整体健康和幸福感。

关于每日建议摄入量的说明：当显示为一个范围时，下限是基于每天1200千卡热量摄入时某类食物的推荐量，上限是基于每天2000千卡热量摄入时某类食物的推荐量。

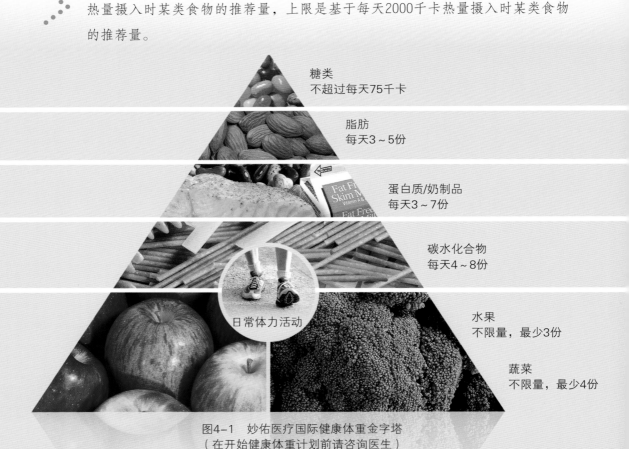

糖类
不超过每天75千卡

脂肪
每天3～5份

蛋白质/奶制品
每天3～7份

碳水化合物
每天4～8份

日常体力活动

水果
不限量，最少3份

蔬菜
不限量，最少4份

图4-1　妙佑医疗国际健康体重金字塔
（在开始健康体重计划前请咨询医生）

妙佑医疗国际的健康体重金字塔的一个关键要素，是将体力活动融入日常生活中（如金字塔中心所示）。下一章您会看到更多关于体力活动的内容。

食物组合：做出最好的选择

以下是组成妙佑医疗国际健康体重金字塔的食物。记住：食用分量很重要。

蔬菜

蔬菜的营养非常丰富，而且大多数蔬菜的热量和脂肪含量都很低，膳食纤维含量高。要多吃新鲜蔬菜，不加脂肪和盐的冷冻或罐装蔬菜也可以。可以选择多种蔬菜。注：富含淀粉的高热量蔬菜（如玉米、土豆和南瓜）被归为碳水化合物。

水果

几乎所有种类的水果都可以作为健康食物。但新鲜水果，或者不加糖的冷冻或罐装水果是更好的选择，它们富含营养和膳食纤维。不同颜色的水果营养成分的构成不同，所以要选择多种水果。少喝果汁，少吃干果，因为它们含有更高的热量，而且丢失了一些营养素。

碳水化合物

大多数碳水化合物类食物都是谷物类或由谷物制成的。全谷物是最好的，因为它们富含膳食纤维和其他重要的营养素。例如全麦面粉、全麦面包、全麦燕麦片。关注食品标签上的"全麦"字样。

蛋白质和奶制品

尽量选择那些蛋白质含量高、饱和脂肪酸含量低的含蛋白质的食物和奶制品，如大豆、豌豆、扁豆、鱼类、去皮的禽肉、脱脂奶制品和蛋清，豆类也是膳食纤维的重要来源。

脂肪

机体需要某些类型的脂肪才能正常工作，但饱和脂肪和反式脂肪会增加患心脏病的风险。

糖类

糖类食物包括糖果、蛋糕、饼干、派、甜甜圈和其他甜点。它们中的大部分都是高热量、高脂肪的。记住：这类食物吃得越少越好。

根据您的需要使用"金字塔"

要根据您的需要使用妙佑医疗国际的健康体重金字塔。

以下是一些步骤：

确定您的每日总热量。 要想减肥，请遵循下面的每日总热量标准，除非医生另有建议。如果您觉得特别饿（尽管吃了很多蔬菜和水果），或者您的减肥速度比预想的要快，那么您可以适当提高每日总热量标准。不推荐女性每天摄入少于1200千卡的热量、男性每天摄入少于1400千卡的热量，这可能导致营养不良。但是请不要过度关注热量而忽略了全局——更健康的生活方式。

确定食物的份数。 可以根据前页的表格来确定每天的饮食量。多吃新鲜或冷冻的蔬菜和水果——它们热量低、营养丰富。然后根据需要进行调整。比如说，如果您周一的蔬菜量没有达标，可以在周二补上。

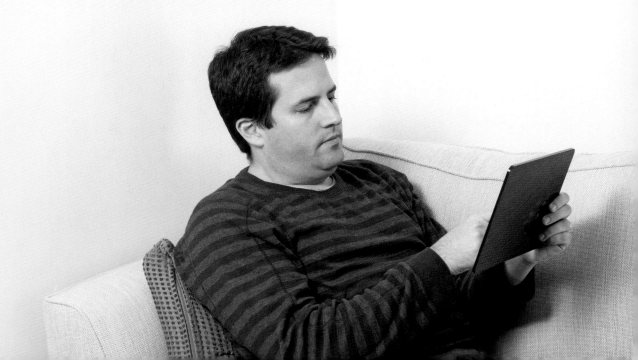

　　了解一份食物的分量。许多人经常进食量偏多，这是因为他们不知道如何估计一份食物的分量。如果您也有这样的问题，可以使用本书第三章中分量提示图来帮助判断一份食物的分量。

　　记录每天的食谱。用一个笔记本记录下每天吃的食物的种类、数量、每一份的分量，也可以用电脑或手机来记录这些数据。可以每天写一个简短的总结，也可以考虑把您的想法和感受写在饮食日志上。

　　每天都参与一些体力活动。不管是自由运动还是有组织的锻炼，都要尽可能多地参与。保持活跃的关键是把运动锻炼变得轻松易行。

健康减肥的每日热量摄入标准

为了减肥，设定以下每日热量摄入目标通常很有帮助。

体重（千克）	开始减肥时的每日饮食总热量（千卡）	
	女性	男性
113或更少	1200	1400
114~136	1400	1600
大于136	1600	1800

为不同热量水平推荐的每日食物分量

食物种类	开始减肥时的热量标准（千卡/日）				
	1200	1400	1600	1800	2000
蔬菜*	4份或更多	4份或更多	5份或更多	5份或更多	5份或更多
水果*	3份或更多	4份或更多	5份或更多	5份或更多	5份或更多
碳水化合物**	4份	5份	6份	7份	8份
蛋白质/奶制品**	3份	4份	5份	6份	7份
脂肪**	3份	3份	3份	4份	5份
糖类**	每天75千卡				

*水果和蔬菜的分量是最低标准，您可以尽量多吃。

**碳水化合物、蛋白质/奶制品、脂肪和糖类的建议食用量是上限，不应该超过这个量。

食物能量密度：多食且减重

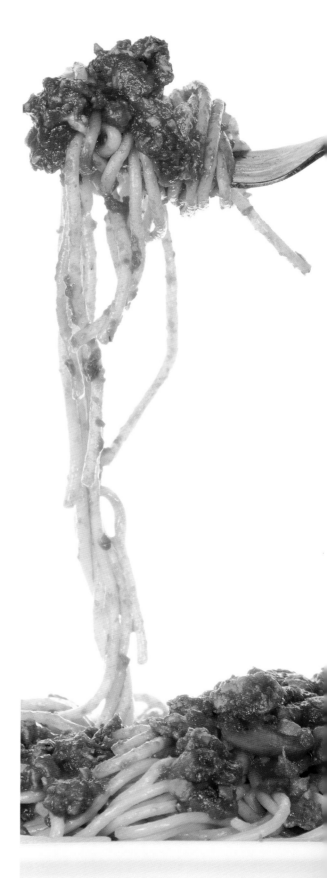

妙佑医疗国际健康体重金字塔的设计基于能量密度的概念。饱腹感取决于食物的体积和重量，而不是所含热量的多少。如果您选择的食物能量密度比较低，也就是说，同等体积的食物含有的热量较少，您就可以吃得多一些。这里有两个关键因素：

水

大多数蔬菜和水果都含有大量的水，它们虽然看起来很多，但能够提供的热量很少。例如，葡萄柚90%都是水，半个葡萄柚只能提供约50千卡的热量。

膳食纤维

膳食纤维含量高的蔬菜、水果和全谷物能提供很好的饱腹感。成年人每天需要25～35克的膳食纤维，但大多数人的摄入量远远不够。应当逐渐增加膳食纤维的摄入，同时增加饮食中水分的摄入。

能量密度的高与低

大多数高脂食物和糖类食物的能量密度都很高，也就是说，一小块就含有大量的热量。如果能明智地选择食物，那您就能吃得更多，摄入的热量却更少，正如下一页的比较图所示。

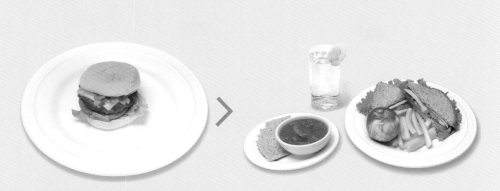

高能量密度的午餐——595千卡
培根芝士汉堡（厚馅饼）

低能量密度的午餐——556千卡
烤火鸡鸡胸肉（85克）三明治——
全麦面包加低脂奶酪（28.5克）、生
菜和西红柿，外加一个苹果，芹菜
秆，蔬菜汤（1杯），全麦饼干和柠
檬水

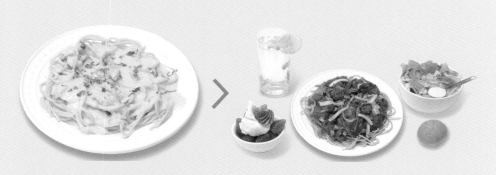

高能量密度的晚餐——646千卡
意大利面（3/4杯）和奶酪酱（3/4杯）

低能量密度的晚餐——622千卡
全麦意大利面（1杯）和脱脂意粉
酱（1杯），加上花椰菜、甜椒、
洋葱和西葫芦，再加上全麦卷、
沙拉（1汤匙脱脂沙拉酱）、草莓
（3/2杯）加冷冻脱脂香草酸奶（1/2
杯）、柠檬水

那些节食食谱怎么样?

总的来说,节食食谱对健康可能是有风险的。大多数人只能短暂地坚持节食,之后就放弃了,最终体重反弹。如果某种食谱听起来好得令人难以置信,那它有可能不是真的。市场上的节食食谱如此之多,可能正是因为它们都不能长期有效地减肥和改善健康。无论是采用低碳水化合物饮食、低脂饮食还是介于两者之间的饮食,有几点您需要牢记:

计算热量。为了减肥,您摄入的热量需要少于消耗的热量。

为了保持健康的体重,您的饮食计划应该是可行的、愉快的、适合您的。

低碳水化合物饮食和低脂饮食都可以通过正确的食物选择来变得更健康,这正是妙佑医疗国际健康体重金字塔所强调的。

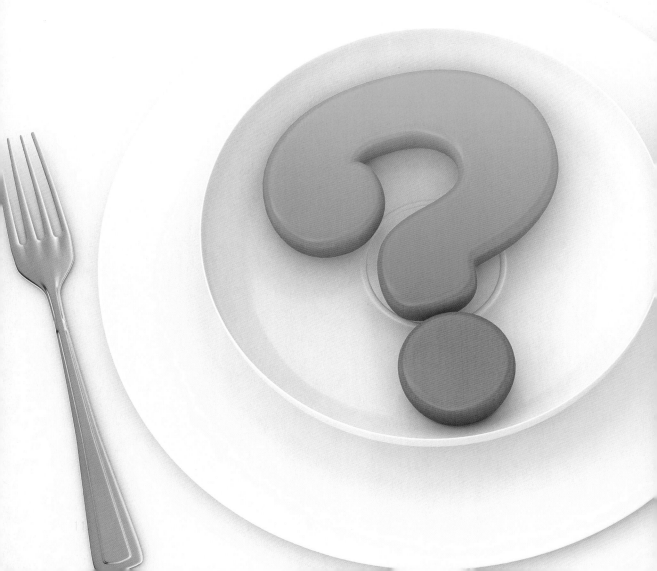

记下自己所吃的食物

大多数人将他们的进食总量低估了至少20%。研究表明，每天记录饮食的人往往更容易减肥。记录饮食可以帮您明确一天吃了多少东西，在饮食方面还有哪些需要改进的地方。

	食物*	1份的量	份数	所属类别
早餐	全麦麦片	1杯	2	碳水化合物
	脱脂牛奶	1杯	1	蛋白质/奶制品
	香蕉	1个，小	1	水果
零食	橘子	1个，中等大小	1	水果
午餐	希腊风味沙拉			
	菠菜	2杯	1	蔬菜
	番茄	1个，中等大小	1	蔬菜
	青椒	半个	0.5	蔬菜
	黄瓜	半根	0.5	蔬菜
	橄榄油	2茶匙	2	脂肪
	全麦面包	1片	1	碳水化合物
零食	苹果	1个，小	1	水果
晚餐	鱼（鳕鱼、鲑鱼或金枪鱼）	85克	1	蛋白质/奶制品
	意大利面（全麦）	半杯	1	碳水化合物
	番茄酱	半杯	1	蔬菜
	沙拉			
	生菜	2杯	1	蔬菜
	樱桃番茄	8个	1	蔬菜
	脱脂法式调味酱	2汤匙	1	脂肪
零食	草莓	1杯半	1	水果

*不含热量的饮料，如黑咖啡、不加糖的冰茶或苏打水，都不记录。

饮料：您喝进了多少热量

　　果汁和牛奶等饮料虽然含有重要的营养成分，但也含有大量的热量。喝低热量的果汁，用纯净水或苏打水稀释果汁，可以减少热量摄入。富含膳食纤维和营养素的水果是个不错的选择，也可以选择低脂或脱脂牛奶。口渴时，水是最好的选择。如果您不喜欢白开水，可以试试苏打水。

常见饮料的热量情况

饮料	单份的量*	所含平均热量**
水	225毫升	0千卡
咖啡	225毫升	2千卡
茶（不加糖）	225毫升	0~2千卡
冰茶（加糖）	565毫升	150~240千卡
牛奶（全脂）	225毫升	150~160千卡
牛奶（2%）	225毫升	120~140千卡
牛奶（1%）	225毫升	100~120千卡
牛奶（脱脂）	225毫升	90~100千卡
果汁（100%，不加糖）	225毫升	100~180千卡
水果饮料	225毫升	100~150千卡
苏打水（常规）	565毫升	205~315千卡
苏打水（节食型，加糖精）	565毫升	0~10千卡
啤酒（常规热量，浅颜色）	340毫升	150~190千卡
啤酒（低热量型）***	340毫升	100~145千卡
红酒	140毫升	120~130千卡
80度酒（金酒、朗姆酒、威士忌或伏特加）	42毫升	95~110千卡

　　*不同的食物，单份的量有差异。

　　**不同的品牌，热量可能有差异。

　　***黑啤酒每份的热量可能高达220千卡。

　　基于美国农业部国家营养数据库的标准参考数据，第26版。

您进食的诱因是什么

　　饮食记录是否揭示了您的一些坏习惯？或许您的问题是对某些食物特别喜爱，比如冰激凌或咸味小吃；或者您对吃光盘子里的食物有强迫性的渴望。

　　为了成功减肥，您需要找出导致坏习惯的因素。下面是一些常见的因素：

　　时间因素。您是否在一天中的某些特定时间更渴望进食？

　　活动因素。当看电视或阅读的时候，您手边总有食物吗？您工作时在办公桌上吃快餐吗？

　　食物因素。您都吃什么，吃多少？您是否发现某些食物会诱使您进食过多？

　　机体因素。劳累的时候，您会吃垃圾食品来恢复能量吗？如果您有慢性疼痛，您会用食物来分散注意力吗？

　　情绪因素。一些情绪，比如压力感，会让您不停地吃零食吗？您吃东西前后的感觉如何？当您和某些人在一起的时候，您会吃得更多吗？当您独自一人时呢？

处理这些诱因

　　探索解决方案时，请记住以下几点：

　　不要在家里或工作场所存放不健康的食物。这样当您想吃东西的时候，您会选择健康的食物。

　　限制在电视机前的时间。当您看电视或看书时，在附近放杯水。如果您饿了，可以吃点水果或蔬菜。还可以一边锻炼一边看电视。

　　增加体力活动。

　　处理好身体的因素。如果有疼痛的问题，请咨询医生如何进行管理。

　　做点事情来分散注意力。散步、听音乐或打电话给朋友都可以，尝试取得别人的支持。

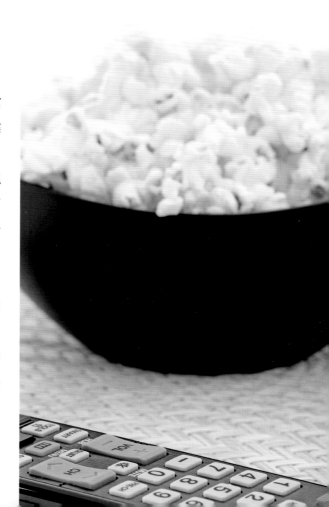

您的就餐习惯怎么样

下面的问题，可以评估您的就餐习惯是否有利于减肥（吃零食不算就餐）。

1.您一天吃几顿饭？

a.2顿或更少

b.3顿

c.4顿

d.5顿或更多

每天吃1～2顿饭不是最好的就餐习惯，不吃早餐或全天只吃零食更不健康。吃零食的时候，您通常不会注意自己吃了多少，所以很可能吃得过多。健康的饮食习惯是每天吃3顿，均衡饮食。

2.您每天吃几次零食？

a.1次或更少

b.2次

c.3次

d.4次或更多

吃零食来缓解饥饿是允许的，只要您选择的食物是健康的。记住：您可以吃无限量的蔬菜和水果。当然，这是在不破坏膳食平衡的前提下。

3.您最常在哪里吃饭？

a.在餐桌上

b.在厨房里

c.在某一个房间里

d.在其他地方，比如在车里或办公室里

养成在厨房里或餐桌上吃饭的习惯。用餐应该是让人放松的事情，不要太匆忙或不专心。

4.您吃东西的时候还在做什么？

a.看电影或看电视

b.阅读

c.准备食物

d.什么也不做，专心吃东西

吃东西的时候做其他事情会分散您的注意力，您会不知不觉地吃很多，结果导致热量摄入超标。养成习惯后，每当您做那些事情时，可能会有吃东西的冲动。打破这种关联，享受食物，不要分心。

5.您吃一顿饭通常花多长时间？

a.不到5分钟

b.5 ~ 10分钟

c.10 ~ 20分钟

d.20分钟或更长

吃饭的时间越长，大脑就有越多的时间来意识到您吃饱了。吃得太快会造成感受时间滞后——在您感到饱之前，您可能已经吃多了。慢慢吃，您可能会吃得更少，享受更多。

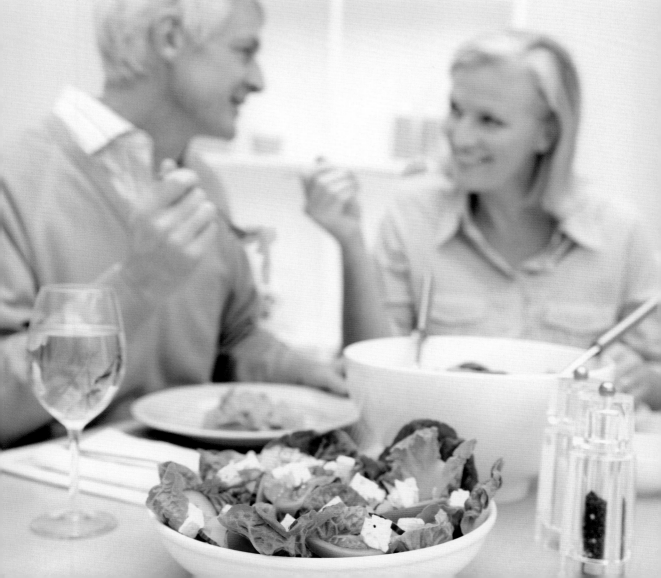

调整食谱

许多食谱都可以被调整得更健康。下面是一些可供参考的方法：

减少糖的用量。您可以将食谱中的糖含量减少1/3到1/2而不影响味道。通常的做法是，在每杯面粉中加入1/4杯甜味剂（糖、蜂蜜或糖蜜）。

加入比较少的脂肪。许多烘焙食品的脂肪用量可以减少1/3到1/2。可以用苹果酱或纯水果代替一半的酥油。建议使用脱脂或低脂的牛奶、酸奶、奶酪和酱汁。

做一些替换。少加些肉，或者用胡萝卜、洋葱、扁豆等来代替肉。面粉一半用全麦面粉代替。

去掉某些成分。一些主要用于装饰的食物成分可以去掉，如椰片、糖霜和奶酪，以及一些高脂肪或高钠的调味品，如番茄酱、蛋黄酱和果酱等。

减少食物分量。有时您并不需要吃一整份食物。吃半份的话，您摄入的热量、糖和脂肪都会少一半。

改变烹饪方法。多用健康的烹饪方法，比如烤、煮或蒸，少用油炸。

选择一本好食谱。您可以在互联网上搜索，查看那些对糖尿病患者有帮助的食谱。也可以在妙佑医疗国际的网站上搜索健康食谱。

做一个聪明的购物者

下面的一些方法，有助于您选择符合健康饮食计划的食物。

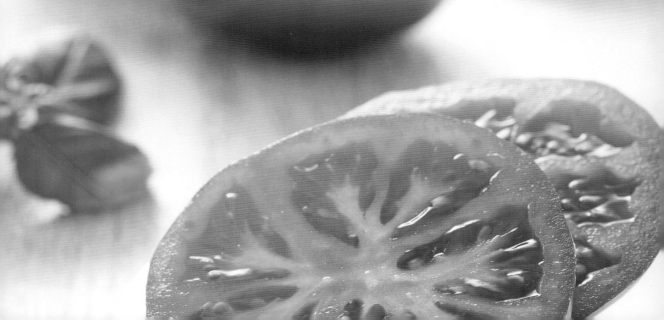

1.提前计划

提前确定要买多少顿的食物。然后考虑一下早餐、午餐和零食所需的食品数量。盘点您的主食，比如低脂牛奶、新鲜水果和全谷物。

2.列一个清单

购物清单能让购物更有效率，也能帮助您避免冲动购物——既能减少进食量，又能节省预算，但不要让清单成为您寻找或尝试新的健康食品的阻碍。在列清单时，可以将减肥菜单作为依据，以确保清单里包括健康食品和方便的零食。

3.多买新鲜食材

商店的新鲜农产品、奶制品、肉类和海鲜通常位于比较集中的区域，这是您依据妙佑医疗国际的健康体重金字塔购物的重点。新鲜食材通常比即食食品好，因为它们没有添加糖、盐和其他人工成分。新鲜食材的维生素、矿物质、纤维素含量也更高。

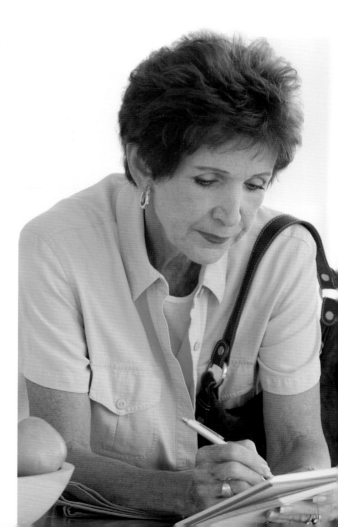

4.不要在饥饿时购物

在饥饿的时候购物，您可能难以抗拒高脂肪、高热量零食的诱惑。所以，最好在美餐一顿后去购物。如果您发现自己空着肚子去购物，可以提前喝点水或吃点水果。

5.认真阅读营养标签

仔细查看食物的营养标签，特别是要

意志力和自控力

您可能认为只要有足够的意志力，坚持不吃那些会增重的食物，就能实现减肥目标。不幸的是，人的意志力难免有脆弱的时刻，这很可能让您减肥失败。这也正是许多人放弃减肥的原因——"反正我已经违反了规定，我还是继续吃吧。""别对自己太苛刻。"计划能让健康行为变得相对容易一些，这样您就可以依靠自我控制而不是意志力来减肥了。以下是一些例子：

意志力	自控力
我要为家人做一个芝士蛋糕，但我不吃	我不做奶酪蛋糕，但我在外面吃饭的时候可以偶尔吃一块
我们去吃自助餐，但我只吃沙拉	我们将去一家提供小份食物、低脂食物或素食的餐厅
我会给同事带我最喜欢的巧克力甜点，但我不吃	我会为同事带一份美味的健康甜点，这样我也可以吃一些

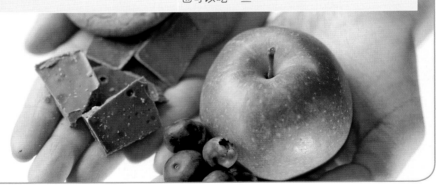

如果没有时间吃饭，是否可以用液体代餐替代常规餐食？

包括全谷物、水果和蔬菜的健康食物是最好的，但如果您无法吃到健康食物，代餐食品是一种方便的选择。大多数代餐食品，比如奶昔或代餐棒，每份提供的热量通常少于400千卡，并且富含维生素和矿物质。具体请咨询医生或营养师，以确定使用代餐食品是否符合您的饮食计划。

看清楚食物的分量、脂肪含量、胆固醇含量和钠含量。记住：即使是低脂或脱脂的食物也可能含有大量的热量。标签上会列出一份食物中各种成分的含量，但要记得您一次可能会吃一份以上。比较同类产品，尽可能选择最健康的那一种。

崎岖的道路：要克服挫折

在控制饮食的过程中，您可能会遇到一些挫折。但是，千万不要把挫折当成放弃健康饮食计划的借口。相反，应下定决心，继续执行计划。例如，您吃了一顿计划之外的丰盛甜点，这时要反省一下是什么在促使您这么做，并试着避免同样的情况再次出现。

回到正轨

以下一些技巧能帮助您在经历挫折后回到正轨。

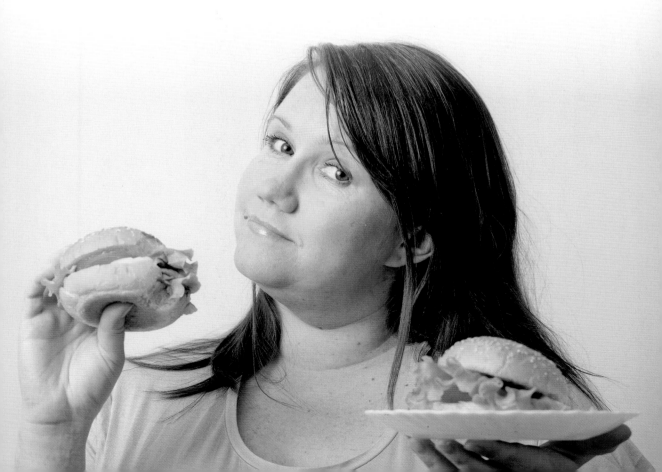

对自己的行为负责

记住：要想减肥，靠的最终还是您自己。

避免充满诱惑的情境

如果自助餐太诱人了，那就避开它们——至少在能更好地控制饮食行为之前。

再三考虑

如果您想吃喜爱的食物，首先问问自己是不是真的饿了。这很可能是一种不必要的渴望，您可以说服自己放弃它。如果不是真的饿了，可以等几分钟，看看欲望是否消失。或者试着让自己从进食的冲动中解脱出来——打电话给朋友或者去遛狗。如果这种渴望仍然没有消失，那就喝一杯水，吃一片水果吧。

善待自己

要学会自我宽恕。不要让消极的想法（如"我搞砸了!"）妨碍您回归饮食计划。尽量不要把失误当成一场灾难。记住：错误总会发生，什么时候都可以重新开始。

寻求或接受他人的支持

寻求支持并不是软弱的表现，也不意味着您失败了。寻求支持是有良好判断力的标志。很多时候，您都需要别人的支持，以帮助您保持正确的方向。

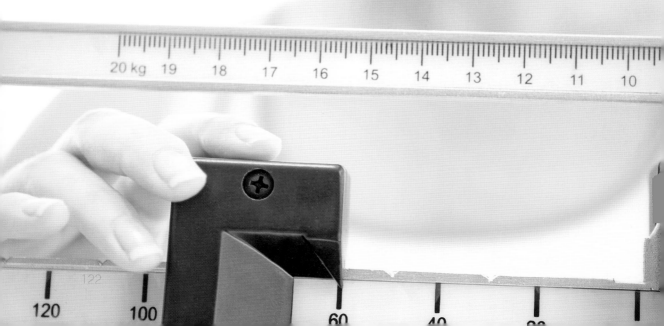

寻找健康的方法来应对压力

有很多可以帮助您应对压力的策略。也许您需要更好地管理时间，如果您的日程排得满满的，要学会说"不"。您可以学习一些放松的技巧，比如深呼吸。要确保睡眠充足，每周至少留出一个晚上用于娱乐。您可以和朋友去游泳或者打高尔夫球，也可以考虑参加压力管理课程。如果有必要，可以积极寻求专业人员的帮助。

设计解决问题的方案

弄清问题所在，然后列出可能的解决方案。尝试一种解决方案，如果成功了，您就找到了防止下一次失误的策略。如果不成功，那就继续尝试，直到找到有效的解决方案。

重新评估您的减肥目标

减肥目标可能会随着时间而改变。定期评估您的减肥目标，根据实际情况进行调整，确保它客观可行。记住：减肥计划应该是循序渐进的——每周减1~2斤。挫折虽然令人失望，但可以帮助您保持目标的可行性，让您明白哪些充满诱惑的情境需要避免、哪些策略对您不起作用。最重要的是，不要认为自己是个失败者。恢复过去的行为并不代表失去了所有的希望，这仅仅意味着您需要重新注入动力，重新开始计划，再次回归健康的行为。

养成终身的习惯

养成新习惯需要时间和规律的强化。最终您会知道如何识别健康的食物，如何确定一份食物的量并计算您需要多少份。要努力使体力活动和运动锻炼成为每天的常规事务。一旦这些习惯固化，您就能保持健康的体重。

使用所有可能管用的工具

如果您喜欢利用电脑、平板电脑、手机来帮助自己，那就充分利用它们。您可以使用任何可以帮助您实现目标的设备或功能——追踪、提醒或警报。

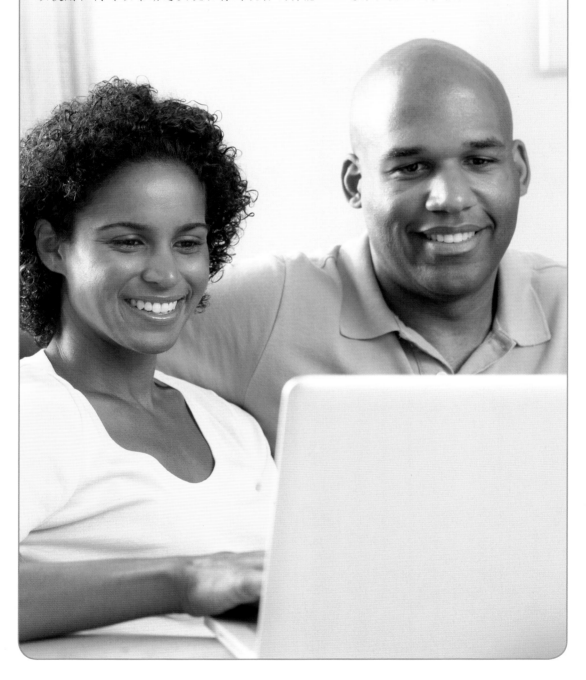

第五章

动起来

宝拉·L.里克专家有话说

"研究表明，在糖尿病的管理中，运动是很重要的一环。运动可以帮助降低血糖，并能提高机体利用胰岛素的能力。"

您可能早就听说，而事实确实如此。研究表明，在糖尿病的管理中，运动是很重要的一环。运动可以帮助降低血糖，并能提高机体利用胰岛素的能力。运动还有其他很多好处，比如有助于减肥，可以减轻压力，可以降低心脏病或中风的发生风险，等等。

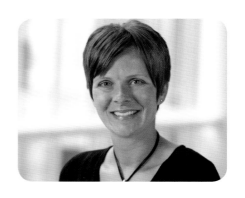

宝拉·L.里克，
丹·亚伯拉罕健康生活中心运动专家

您或许会想："这听起来很棒，但我没有时间参与。"这种想法很常见，时间不足是人们参加运动的最大障碍。其实，保持健康并不意味着每天都要运动几个小时，只要多动一动就会有好处。您可以在打电话的时候保持走动，也可以多和孩子一起玩耍，还可以在电视节目插播广告时走动走动。要有参与运动的想象力，找出适合自己的方法。

与日常活动相结合，努力开展有氧运动。有氧运动是一种有计划的能提高心率的运动，例如以中等速度快走或一圈圈地游泳。目标是每周至少锻炼5天，每天30分钟。我们不强求大家每次有氧运动都持续30分钟，每天3次每次10分钟的活动对机体也有同样的好处。

迈开第一步是最难的。如果您正在读这本书，那么您已经开始迈出第一步了。接下来，您可以问自己两个问题：一是我今天能做些什么？二是我准备好了吗？除了您自己，没有人能制订完全适合您的运动计划。不要急于求成，我们可以每天进步一点点。

坚持运动的另一个小技巧是制定明智的目标，这个目标应该是具体的、可衡量的、可实现的、有意义的和有时间限制的。计划每周散步3次是很好的目标，但怎样才能更好地实现这个目标呢？可以将目标调整为："在周二、周四和周五的午餐时间，在办公室外走上30分钟。"这就是一个明智的目标。

在开始进行运动锻炼之前，应该和医生进行充分的沟通。要弄清楚以下问题：是否需要更换药物？测血糖的频率要不要变？哪些运动项目不适合自己？一旦医生给出意见，您就应该行动了。

本章，我们将会为您介绍积极运动对控制糖尿病的好处、如何开始行动以及一些有助于达成个人目标的技巧。记住，积极地运动和照顾好自己，是你永远都该做的事。把时间花在保持健康上并不是自私的追求，而是必然的要求。花点时间写下您的目标，并制订您的锻炼计划。您的身体会为此感谢您的。

长期以来，人类的机体都是适应体力活动的，但现代社会的便利让我们的活动越来越少——整天坐在办公室里工作，下班后长时间看电视或者读书。把体育锻炼和其他体力活动融入日常生活中需要额外的努力，但这一努力对健康非常有益——尤其是对糖尿病患者。本章提供的知识可以帮助您过上更有活力、更健康的生活，不必费心就可以从中受益：适量的体力活动和适度的锻炼可以改善健康状况，有助于控制糖尿病。

体力活动和体育锻炼的差异

体力活动包括所有能消耗热量的活动，比如修剪草坪、做家务或爬楼梯。体育锻炼则是一种更结构化的体力活动形式，它包含一系列的重复运动，旨在锻炼身体某些部位或改善心血管健康。体育锻炼包括散步、游泳、骑自行车和其他许多形式。不管您开展的是体育锻炼还是其他类型的体力活动，都需要监测血糖水平和调整用药方案，以防血糖降得太低。

每一步都有意义

定期进行体育锻炼能为您的努力提供最大的回报，但哪怕是每天多一些走动也能带来健康获益。规律的运动有助

计步器：走向健康的一小步

如果您需要运动的动力，可以考虑买一个计步器。这个小巧、便宜的设备可以检测人体动作，计算出您走路的步数，并在屏幕上显示。许多计步器还有额外的功能。请根据您的健康水平设定目标步数，并每日关注锻炼进度。逐步做到每天至少10000步。

理想的计步器应该满足如下条件：

- 易于使用，易于读数
- 能够在不同光线的环境下使用
- 重量小，可以紧贴衣物放置
- 有坚固的夹子和系带，不会在运动中掉落

提示：计步器可能会记录您进行的其他动作（不仅是走动），从而使总步数偏高。

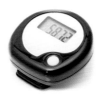

于降低血糖、血压和血胆固醇水平。

找到能为您增加日运动量的方法。下面是一些简单的建议，分别适用于家、办公室和户外环境：

- 多走楼梯，少乘电梯
- 在离工作场所较远的地方泊车，然后步行到办公室
- 自己洗车，不要让服务人员帮忙
- 短途出行时选择步行或骑自行车，少开车
- 和家人一起在小区里散步
- 多遛狗
- 每天清扫地板、庭院
- 自己打理花园
- 起身去电视机上更换频道，而不要使用遥控器

适量运动对健康至关重要

增加日常体力活动，进行适量的锻炼，可以显著改善健康状况。规律的运动还有助于预防或控制以下疾病：

- 糖尿病
- 冠心病
- 高血压
- 脑卒中
- 骨质疏松症
- 结肠癌
- 抑郁症

您可以做到

如果您觉得没有时间进行运动锻炼，那可以一步一步来。从多参加一些日常活动开始，比如做家务、遛狗或洗车。

问卷：您的活动情况如何？

为了评估您的健康状况，请圈出每个问题的回答并将其前面的分值（1，2，3）相加。

您有足够的精力去做喜欢的事情吗？

1.很少或从不

2.有时

3.总是或大多数时候

您有足够的精力来完成日常工作吗？

1.很少或从不

2.有时

3.总是或大多数时候

您能连续走1.6千米而不感到气喘或疲劳吗？

1.不能

2.有时能

3.能

您能连爬两层楼梯而不感到气喘吁吁或疲惫不堪吗？

1.不能

2.有时能

3.能

您能做至少5个俯卧撑而不停下来休息吗？

1.不能

2.有时能

3.能

您弯下腰能摸到脚趾吗？

1.不能

2.有时能

3.能

进行中等强度运动（比如快走）时，您能自如交谈吗？

1.不能

2.有时能

3.能

您每周有几天会进行至少30分钟的稍剧烈的运动，比如远足或骑自行车？

1.2天或更少

2.3～4天

3.5～7天

您每周有几天会进行至少20分钟的剧烈运动，比如快跑、参加有氧运动课或打网球（单打）？

1.一天都没有

2.1～3天

3.4天或更多

您一天内会走多少分钟路，包括在家做家务、去商店或者在工作中走的路？

1.少于30分钟

2.30～60分钟

3.超过60分钟

您的得分怎么样？

总分：

10～19分。为了健康，您应该尽量每天运动30分钟或者更多，哪怕是每次运动10分钟对您也有好处。

20～25分。您在正确的轨道上，但是您的活动量还需要加大。想办法增加活动量或活动强度。

26～30分。您在保持整体健康方面做得很好。请继续努力！

如果您有健康问题，那就尽量发挥参与活动的想象力。医学研究表明，体力活动对患有关节炎、骨质疏松症和其他慢性病的人来说是安全且有益的。事实上，缺乏体力活动和运动锻炼会使您的病情恶化——至少会降低您的生活质量。如果您患有关节炎，可以考虑进行水中锻炼，这样可以减轻关节的负担。请咨询医生或理疗师，弄清楚哪种运动形式对您最有效。通过精心规划和自我调节，您可以建立终身保持的健康习惯。

制订适合自己的健身计划

好的健身计划应该是运动形式多样、充满活力的。开始健身的时间越早，您就越不用担心将来的健康问题。

要想制订一个可行的健身计划，您应该：

- 评估既往的活动情况
- 加入激励机制
- 选择您喜欢的运动类型
- 制定具体的锻炼日程
- 注意活动的多样性

将健身活动作为您日程安排的优先事项。您的每一次努力都是有价值的。尽情去做你喜欢的事情，无论是跳舞、骑单车还是在公园小径上快步走。还可以在家对着健身视频跟着练。

激励自己

对于大多数人来说，开始健身是最困难的。首先要制订一个行动计划，清楚什么对您有激励作用、什么对您没有激励作用。这一次您能做出什么改变来帮助自己

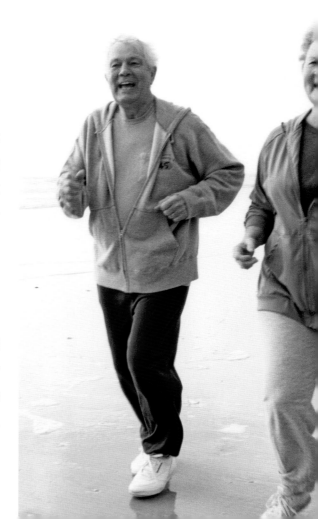

取得成功？您过去取得过哪些成功？

寻求一些支持。 您可以和其他人一起锻炼，或者说，希望他们能给您一些支持。

关注过程，一步一个脚印。 设定切实可行的目标。随时评估这些目标，在有必要时调整它们。

检测您的成果。 在前进的过程中记录自己的进步。

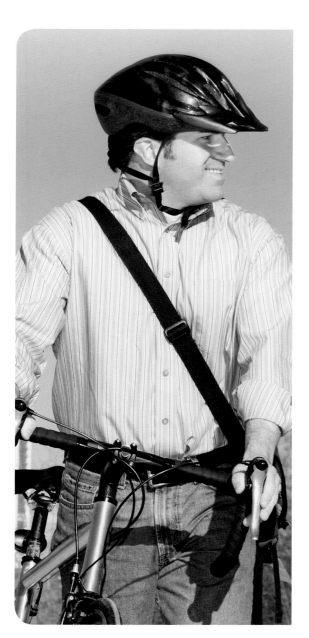

保持积极性

以下这些技巧有助于您坚持健身计划：

扩展您对健身活动的定义。 健身活动不仅仅是在健身房锻炼，也可以是任何形式的体力活动。

尝试并找到您喜欢的健身活动的形式。 如果您对某项活动很感兴趣，那么您就会更好地坚持健身计划。

做出一个承诺，但目标不要定得太高。 试想您今天能够做点什么来使健身计划生效呢？

进行积极的自我暗示。 积极的自我暗示能增加您的动力，消极的自我暗示则导致焦虑的产生。例如，与其告诉自己"我太累了，不能锻炼"，不如激励自己"锻炼之后我会感觉更有活力"。

保持机体活跃

保持机体活跃的关键在于使运动变得简单而便利。下面是一些可供参考的技巧：

充分利用在家里的时间

早起。比平时早起30分钟，利用这段时间散散步。

多做家务。可以拖拖地、擦擦浴缸，也可以修剪一下草坪，或者做其他家务，用一种较快的速度进行，让心率略有上升即可。

看电视时也要保持活跃。可以在看电视的时候举哑铃、骑固定自行车或做伸展运动。

让全家都动起来。饭前或饭后散步，还可以玩捉迷藏、骑自行车。

让您家的宠物参与进来。比如每天和宠物狗一起散步。如果您家没有养狗，那就帮邻居遛狗吧。

选择您喜欢的活动

如果您享受正在做的事情，那么锻炼会更有趣。以下列举了一些可供选择的活动形式：

个人运动

如果只想一个人运动，可以考虑以下活动：

- 健美操
- 骑自行车——骑固定自行车或去户外骑自行车
- 划独木舟、皮划艇和赛艇
- 远足或散步
- 慢跑或快跑
- 跳绳
- 普拉提
- 滑冰或轮滑
- 滑雪
- 雪鞋健行
- 举重
- 瑜伽
- 游泳

健身课程

如果想要更结构化的运动方式，可以进行：

- 有氧运动
- 跳舞
- 爵士健身操
- 跆拳道
- 武术
- 普拉提
- 攀岩
- 室内单车
- 太极
- 水上有氧运动
- 瑜伽

和朋友一起运动

想和好朋友一起运动，不妨尝试如下活动：

- 打羽毛球
- 跳舞
- 飞盘高尔夫
- 打高尔夫球
- 接球游戏
- 玩飞盘
- 打壁球
- （软式）墙网球
- 打乒乓球
- 骑自行车
- 打网球
- 需要体力活动的电子游戏

团队运动

团队友谊能够帮助您保持动力：

- 棒球
- 篮球
- 保龄球
- 足球
- 曲棍球
- 冰球
- 橄榄球
- 垒球
- 网球
- 极限飞盘
- 排球

在工作期间锻炼身体

为了在工作期间能进行更多的身体活动，请：

像安排约会一样安排健身活动。不要随意改变健身计划，除非别无选择——这对您的健康很重要。

步行或骑自行车去上班。如果坐公共汽车，可以提前几站下车，然后走完剩下的路。

多爬楼梯。提前几层离开电梯，爬楼梯上去。完全不乘电梯更好。

在工作间歇活动。工作间歇，与其在休息室喝咖啡、吃零食，不如走一小段路。

在午餐时间和同事一起走动。

在商务出行期间，也要保持体力活动。选择有健身设施的酒店，或者在空闲的时候出去走走。

解决您的运动阻碍

开始一个锻炼计划是很困难的。但如果您想保持健康，就需要克服那些阻碍您养成锻炼习惯的障碍。

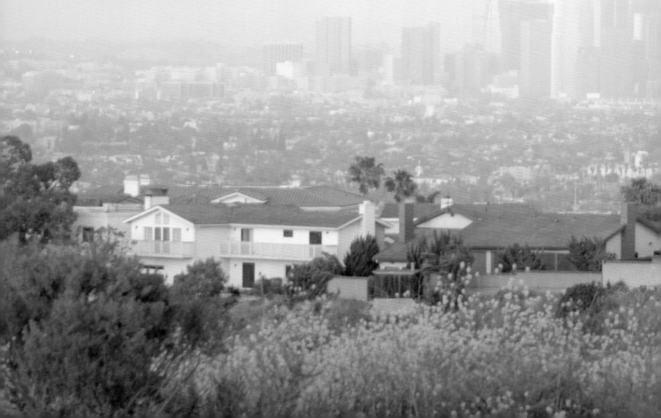

障碍	可能的解决方案
□时间不足	>利用碎片化的时间活动，比如花10分钟散步 >发现浪费时间的活动，比如看电视 >将锻炼安排在日程表中 >重新定义您对运动的认识，日常体力活动也是运动
□无趣或厌倦	>定期更换运动项目 >参与多种形式的活动，而不是一两种 >和朋友或团体一起运动 >参加健身俱乐部或参加健身班 >在健身时听音乐或看电视 >经常用新的目标激励自己 >偶尔买一件新装备
□不方便	>不一定非要在俱乐部运动，可以在家里运动 >选择需要最少的装备和设施的运动 >把体育锻炼融入日常生活中 >选择对天气没有过多要求的运动
□年龄	>年纪大也可以运动。运动对所有年龄段的人都有好处，它可以预防疾病的 　发生、延缓疾病的进展或改善病情
□肥胖	>只有运动员看起来才那么苗条、修长、健美，环顾四周，各种体形的人都 　在进行着步行、骑自行车和打高尔夫球等运动
□运动损伤	>运动的时候，不要忘了热身和放松 >咨询医生，根据年龄、技术水平和健康状况选择合适的运动类型 >选择低风险的运动 >根据天气选择合适的装备
□旅行	>了解目的地附近有哪些健身设施或公园或步行大道 >在候机楼里多走走 >在飞机上做伸展运动和行走，或者在公路旅行的短暂间歇多走走 >选择有健身设施的酒店，或者在酒店里散步、爬楼梯
□缺乏运动设施	>选择不需要运动设施的活动，例如散步、慢跑或跳绳 >善于发现便宜、方便的社区资源，比如公园、娱乐中心或社区体育项目等
□生病	>糖尿病本身不是不运动的理由，恰恰相反，糖尿病患者需要运动 >生病时不能进行剧烈运动，但低强度运动是可以的
□天气	>选择对天气没有要求的运动，如骑室内单车、练健美操、跳舞等
□生活方式改变	>在压力大的时候，可以选择比较温和的运动
□过度锻炼	>了解过度锻炼的迹象 >经常改变运动类型，以及运动的顺序和强度 >逐渐增加锻炼的时长和强度 >在日程表里安排相对轻松一些的活动和休息日 >保证足够的营养摄入和睡眠

有氧运动

有氧运动可以改善心、肺功能。"有氧"表示运动时人体的氧气供应充分。

有氧运动是一种耐力运动，不需要爆发力。有氧运动是低至中等强度的运动。有氧运动应该是您锻炼计划的核心。

有氧运动包括：

- 走路
- 越野滑雪
- 慢跑
- 滑冰
- 骑自行车
- 跳舞
- 打网球
- 有氧健身课
- 游泳

较高强度的有氧运动可以提高您的耐力，使您做家务和爬楼梯时不容易出现气喘吁吁的情况。

开始运动

以下技巧可以帮助您把有氧运动融入日常生活中：

- 一开始的目标是每周锻炼3~5天
- 在进行任何形式的有氧运动之前，至少热身5分钟
- 努力实现每天锻炼30~60分钟的目标；锻炼可以是持续的，也可以是间断的
- 锻炼结束后，至少花5分钟时间进行放松
- 试着每天都将运动强度提高一点，即使不是预定的锻炼日
- 在乘公共汽车或开车时，留出一段距离用来慢跑

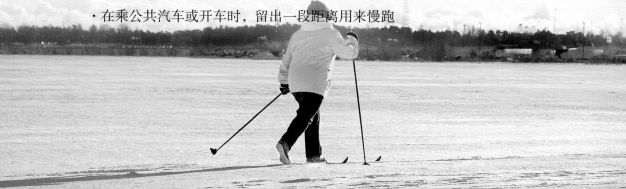

运动强度的测定

进行体力活动时，您所感受到的难度与运动强度密切相关。运动强度还可以在心脏的工作强度上有所反映。以下方法能帮助您判断运动强度：

运动强度低

- 呼吸模式没有明显的变化
- 基本不出汗（除非天气非常炎热或潮湿）
- 运动时可以说话，甚至可以唱歌

运动强度中等

- 呼吸加快，但没有呼吸困难的感觉
- 运动10分钟后轻微出汗
- 运动时可以说话，但不能唱歌

运动强度高

- 呼吸深大
- 运动几分钟后就出汗
- 气喘吁吁，难以在运动中说出完整的句子

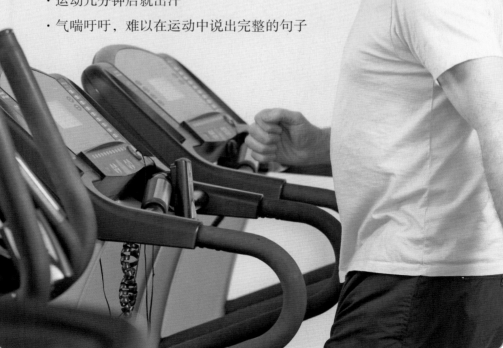

步行鞋：需要考虑的因素

合脚、舒适的步行鞋可以帮助您避免运动损伤。以下是一些关于选购步行鞋的建议：

1.在专业的体育用品商店买鞋。

2.试鞋时穿上平时会穿的袜子。

3.请销售人员明确您的脚型（正常足、扁平足或高弓足）。

4.如果一只脚比另一只脚大，那就买一双适合较大的那只脚的鞋子。

5.尝试摆动脚趾，以确保脚趾有一定的活动空间（与最长的脚趾至少有0.6厘米的距离）。

6.选择松紧适度的鞋子。宽度和长度都应该合适，不能太紧。

7.如果您在鞋面或边缘发现脚趾顶出的轮廓，请试试大一码或宽版的鞋子。

8.先试穿一会儿再买。当时穿上就应该感觉是舒服的。

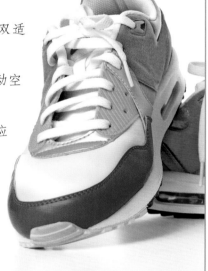

为了健康而步行

步行是一种低强度的有氧运动，安全、简单，而且有很多健康益处。

步行的益处

经常步行对健康有好处。它可以帮助：

· 降低患2型糖尿病的风险

· 控制患有的糖尿病

- 降低患心脏病的风险
- 预防或控制高血压
- 控制体重
- 舒缓压力，使精神饱满
- 维持骨密度
- 保持强壮和活力

做好准备

为了防止受伤和疼痛，步行锻炼前您需要做好准备。

穿步行鞋和合适的衣服

选择合脚、舒适的鞋子。步行鞋应该质量好、大小合适。为了适应温度的变化，可以穿上多层宽松、舒适的衣服。避免穿着透气性差的衣物，因为穿这类衣物汗液不易蒸发。晚上锻炼要穿亮色或反光材质的衣物，以便驾驶员能够看到您。

热身

正式锻炼前可以花5分钟慢走。感觉身体热起来后，可以逐渐加快步伐。热身可以降低运动损伤的发生风险。

拉伸

热身完成后，请拉伸您的肌肉大约5分钟。

开始

以下是一些可以帮助您顺利进行步行锻炼的技巧。

慢慢来

除非您是一个经验丰富的步行者，否则最好慢慢来。刚开始的时候，请以自己觉得舒服的速度步行，距离也不要太远。举个例子，如果您只能走几分钟，那刚开始的时候可以每天走3～5分钟，每周可以锻炼2天。总运动量逐渐达到每天15分钟，在之后的几周时间里，可以逐渐增加到每周5天，每天步行30分钟。

掌握合适的运动技巧，防止受伤

如果运动姿势不正确，或者动作太夸张，那么受伤的风险就会增加。

调整运动强度

如果您在运动中感觉呼吸困难、无法进行对话，那么您可能走得太快了，应该减速。

记录您的锻炼进度

记录下您走了多少步或多少公里和走了多长时间，这样您就可以明确自己的锻炼进度。您可以把这些内容记录在步行日志上或电脑的电子表格上，也可以通过佩戴计步器（见前文）或使用连接卫星的设备来记录步数或里程，并将数据下载到电脑上，还可以使用手机上的计步器应用程序。

保持积极的运动状态

为了保持积极的运动状态，请对自己有点耐心，弹性安排自己的锻炼计划。如果有一天您实在不能完成运动目标，那也没关系，尽力就好，第二天再按计划锻炼就可以了。记住散步放松后的美好感觉。计划好几个不同的步行路线，让锻炼变得有趣。另一个让步行变得更有趣的方法是，邀请朋友、家人或同事加入您的步行计划。一旦迈出第一步，您就开始了一场美好之旅，前往一个重要的目的地——拥有更好的健康。

尝试这个为期10周的步行计划

您想让自己变得苗条吗？这个为期10周的步行计划可以帮助您走上成为健身和健康达人的道路。

时间阶段	每周安排*	总步行时间**
第1周	每周2天，每天15分钟	30分钟
第2周	每周3天，每天15分钟	45分钟
第3周	每周3天，每天20分钟	60分钟
第4周	每周3天，每天25分钟	75分钟
第5~6周	每周3天，每天30分钟	90分钟
第7~8周	每周4天，每天30分钟	120分钟
第9~10周	每周5天，每天30分钟	150分钟

* 开始步行前，您可能需要咨询医生。

** 不包括热身和放松的时间。

科学研究有什么启示

美国临床内分泌学家协会发布的指南提出：每周4次每次40分钟的步行锻炼足以减轻胰岛素抵抗，改善血糖水平。此外，一项为期8年针对7万多名女性的研究表明，每天快走1小时可以令女性患2型糖尿病的风险降低一半。

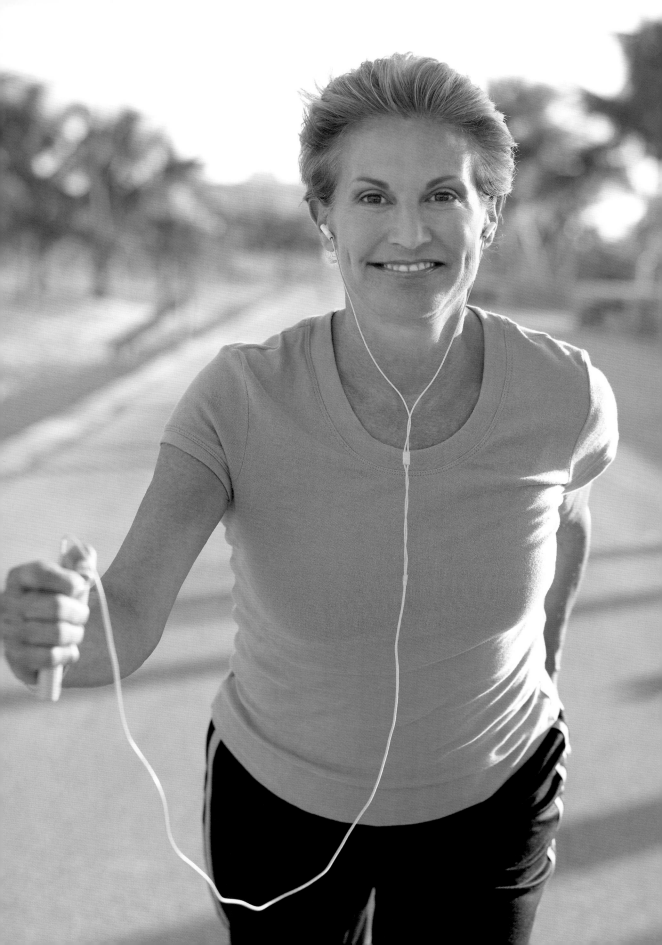

不同运动项目的热量消耗情况

下表展示了不同运动项目以中等强度运动1小时所消耗热量的情况。

如果您的体重不在下表所列的范围内，可以自己使用公式进行推算：

1. 在表中找到您的运动形式。

2. 选用77~82千克的人热量消耗的最大值。

3. 将该值乘以您的体重。

4. 除以79.45。

例如，如果您的体重是100千克，慢跑，速度为8千米/小时，计算如下：$\dfrac{656 \times 100}{79.45} \approx 826$（卡路里/小时）。

运动项目	不同体重者的热量消耗情况		运动项目	不同体重者的热量消耗情况	
	64~72千克	77~82千克		64~72千克	77~82千克
有氧舞蹈	416~442	501~533	跳绳	640~680	770~820
远足野营	448~476	448~476	打短柄壁球	448~476	539~574
打羽毛球	288~306	347~369	跑步（13千米/小时）	864~918	1040~1107
骑自行车（户外）	512~544	616~656	滑冰	448~476	539~574
骑自行车（固定）	448~476	539~574	越野滑雪	512~544	616~656
打保龄球	192~204	231~246	高山滑雪	384~408	462~492
划独木舟	224~238	270~287	爬楼梯	576~612	693~738
舞蹈	288~306	347~369	游泳	384~408	462~492
做园艺	256~272	308~328	打网球	448~476	539~574
打高尔夫球（提袋）	288~306	347~369	打排球	192~204	231~246
远足	384~408	462~492	步行（低速，约3.2千米/小时）	160~170	193~205
慢跑（8千米/小时）	512~544	616~656	步行（中速，约5.6千米/小时）	243~258	293~312

注意补水

　　运动时，您需要额外的水分来维持正常的体温。为了补充通过排汗流失的液体，在运动前和运动后要充分饮水。如果您快步走45分钟，请每15~20分钟喝一次水，这一点在炎热的天气里尤为重要。饮水是避免脱水的最好措施。除非进行长时间的或剧烈的运动，否则不建议喝运动饮料。如果尿液的颜色较浅，说明您体内水分充足。如果尿液呈深黄色或琥珀色，则可能意味着饮水不足。充分补水对于健康至关重要。

您每天都需要大量的水，水对我们的机体很重要。水可以：

- 调节体温
- 保持组织湿润，如口腔、眼睛和鼻子
- 润滑关节
- 保护机体器官和组织
- 有助于预防便秘
- 帮助运输营养和氧气
- 帮助排泄机体产生的废物，以减轻肾脏和肝脏的负担
- 帮助溶解矿物质和其他营养物质，以便让机体利用它们

能量饮料和运动饮料

　　在某些情况下，一些能量饮料和运动饮料可能是有益的，但在另外一些情况下则可能是有害的。关于能量饮料和运动饮料，我们进行了一个简单的总结：

　　能量饮料。能量饮料通常含有大量的碳水化合物、咖啡因和其他刺激物。碳水化合物可以补充能量，但咖啡因和其他刺激物会使您心跳加快、血压升高、紧张、易怒和失眠。

　　运动饮料。运动饮料通常含有碳水化合物和电解质，可以补充能量和排汗时流失的矿物质。如果您进行中等强度锻炼90分钟以上，或者进行剧烈运动60分钟以上，又或者天气非常炎热，那么运动饮料可能对您有好处。但不要喝那些加入额外成分以提高机体运动功能的产品——它们可能是有风险的。

　　健身水。这类饮料含有一些维生素、矿物质、碳水化合物和调味剂，有的还含有咖啡因。这类饮料的普遍营养价值不大。如果您实在喜欢饮用健身水，建议您不要选择含有咖啡因的品种。

应该达到多大的运动量

这个问题没有统一的答案，即使对于某一个人，其一生中不同阶段要达到的运动量也是不断变化的。

总的来说，运动量的确定是基于一些广为接受的指南和您的具体目标。

许多健康机构和组织都建议：成年人应该每周至少有5天每天进行30分钟的中等强度运动；儿童和青少年应该每天都进行60分钟的体育锻炼。

2002年，美国医学研究所发布了一份报告，建议成年人每天至少花60分钟的时间进行中等强度的体力活动，这引起了一些争议。

为什么美国医学研究所建议的运动量更大呢？这可能是因为美国人越来越胖了。有证据显示，每周5天、每天30分钟的活动可能不足以让一些人保持健康的体重。

每周大多数日子保持30分钟的体力活动，就能给健康带来好处。如果每天能进行60分钟的体力活动，将带来更大的健康益处，而且这可能是防止体重增加所必须做的。

确保运动安全

如果您在运动过程中出现以下这些症状，请立即停止运动并寻求医疗帮助：

- 胸痛或胸前紧缩感
- 头晕或接近昏厥
- 手臂或下巴感到疼痛
- 严重的呼吸急促
- 过度疲劳
- 心跳过快或过慢
- 心跳不规则
- 严重的关节或肌肉疼痛
- 关节肿胀

循序渐进

如果您已经很长时间没有运动了，那么，慢慢来，逐渐提高您的运动能力。可以从每天锻炼10分钟开始，之后每个星期，每天增加5分钟的锻炼时间。

为了改善机体健康，请在有氧运动后进行几分钟的伸展运动，以增加肌肉的柔韧性和关节的活动度。每周选择2天，尝试把有氧运动和力量锻炼结合起来。

如果您没有整块的时间（30分钟或更久）用来锻炼，那么可以把日常锻炼分成几小块进行。比如说，您可以在上班前骑固定自行车10～15分钟，午餐后步行10～15分钟，晚上再进行10～15分钟的力量锻炼。

伸展运动

在有氧运动前后进行伸展运动有助于增加关节的灵活性，防止运动损伤。

但是，不要拉伸"冷"肌肉：如果您在运动前拉伸，请先进行3~5分钟的热身运动，比如低强度的步行。如果您只有进行一次伸展运动的时间，那就选择在运动后肌肉热起来的时候进行。请缓慢而轻柔地伸展，直到肌肉有轻微的紧张感。

下面列举了4种伸展运动，每一种可以拉伸一个肌肉群。尝试每周有3~5天在运动后进行这些伸展运动。

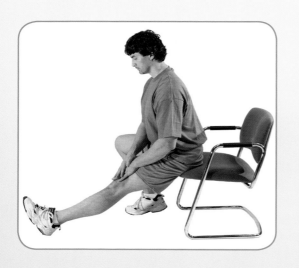

坐位腘绳肌伸展

坐在一把结实的椅子上。后背保持正常弧度。慢慢地伸直左膝，直到大腿后侧（腘绳肌）有被拉伸的感觉。可以用手轻轻地将膝盖往下压。保持30秒钟。放松。右腿重复上述动作。

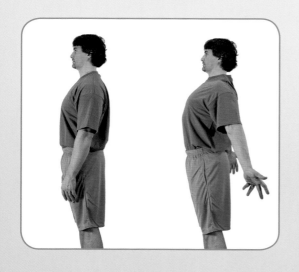

胸部伸展

自然站立，双手自然下垂。手臂向后移动，同时向外旋转手掌。把肩胛骨挤压在一起，深呼吸，胸部向前挺。保持30秒，自然呼吸。放松，回到起始位置。重复上述动作。

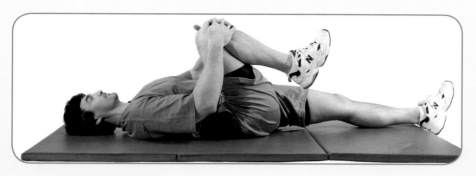

从膝盖到胸部的伸展*

躺在坚硬的表面（硬床、地板等）上，右腿弯曲，左腿伸直。用两只手轻轻地将右腿拉向右肩方向，以拉伸下背部。保持30秒钟。放松。换腿重复上述动作。

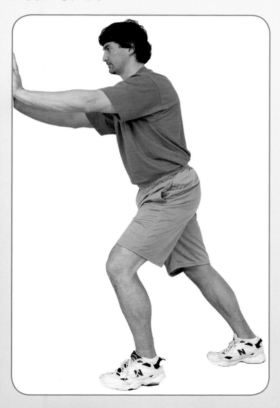

小腿伸展

站在离墙一臂远的地方。保持右腿伸直（足跟不离地），左腿屈膝逐渐移向墙壁，直到右小腿有很强的拉伸感。保持30秒钟，然后放松。换腿重复上述动作。

伸展运动的好处

伸展运动具有如下好处：

·增加灵活性，可以让您更轻松地完成日常工作

·改善关节的活动度

·改善循环

·使体型更完美

·放松肌肉，缓解压力

·防止受伤，特别是在肌肉或关节紧张的时候

* 如果您患有骨关节炎，请不要做这种伸展运动，因为这可能会增加脊柱压缩性骨折的发生风险。

强化锻炼

强化锻炼可以增强肌肉力量，改善体态，提高平衡和协调能力。此外，强化锻炼还能促进骨骼健康，并能提高新陈代谢，有助于控制体重。

下面是4种强化锻炼方式。注意：开始时，每一种重复15次即可。锻炼过程中请采用慢速可控的动作。

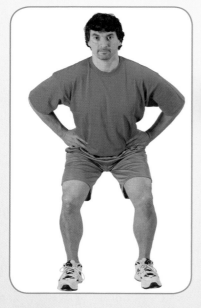

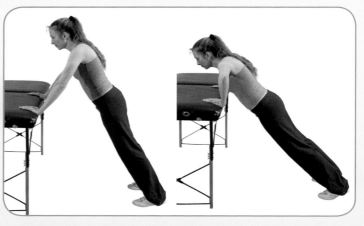

立位俯卧撑

双手扶在墙上或桌子上。缓慢地弯曲肘部，用手臂支撑身体的重量，保持脚后跟不离地。坚持一会儿，然后伸直手臂，回到起始位置。

蹲起

双脚分开，略比肩宽。双手叉腰，或将手放在桌子或台子上。后背保持正常弧度，缓慢下蹲（膝盖弯曲不要超过90度，膝盖向前不要超过脚尖）。保持一会儿，然后回到起始位置。

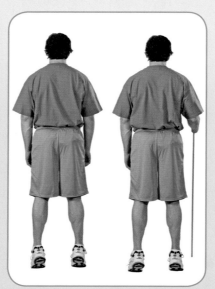

小腿强化训练

双脚分开，与肩同宽。如果您平衡能力不好的话，可以扶椅子或其他物体来帮助保持平衡。慢慢地踮起脚尖。保持一会儿，再慢慢地放下脚后跟。

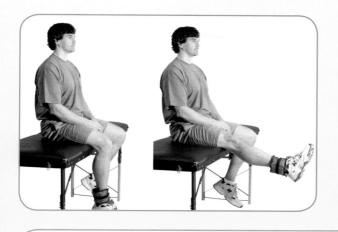

抬腿练习*

坐在凳子上，踝部绑沙袋。后背挺直，慢慢地抬起右腿，保持一会儿，然后回到起始位置。换腿重复上述动作。

*如果您有膝盖或背部疼痛的病史，请避免脚踝负重，直到您提高力量为止。有背部疾病者或老年人可以使用腰托。

力量训练：做或不做

除了强化锻炼，还有许多方法可以增强肌肉力量，例如阻力机、阻力带、自由重量训练。但是不正确的力量训练可能会造成伤害。如果您刚开始运动，请尽量在专家的指导下进行训练。

为了确保安全，在进行力量训练时请注意：

设定目标。请确保您和教练对您进行的每一项运动都有明确的理由，并且明确了训练项目的总体目标。

选择适当的重量。如果您是初学者，您可能只能举起很轻的重量，没关系，随着不断地训练，您所能举起的重量会不断加大。

不要着急。不要盲目地增加重量。要以缓慢、平稳、可控的方式来增加重量。

注意呼吸。不要在用力时屏气，那样可能会使您的血压上升到危险的水平。

寻求平衡。要注意锻炼所有的主要肌肉——腹肌、腿肌、胸肌、背肌、肩臂肌，而不是某一块肌肉。

一个动作不宜重复次数太多。完成一组练习，刚好达到疲劳的临界点，对您会很有好处。

注意休息。锻炼一个肌肉群之后，给机体一定的时间来恢复。

坚持。每周2次锻炼能增强您的肌肉，每周1次的锻炼能帮助您保持力量。

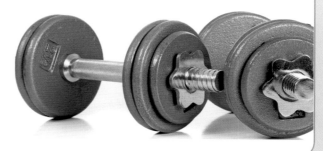

制作运动日志

您可以采用下表的形式记下一整年的运动情况。如果您现在还不太爱运动，那就慢慢开始，逐渐增强您的耐力。为了继续进步，您可能需要逐渐增加花在健身运动上的时间，或者您会发现自己已在进行适量的、足以达到目标的锻炼。

运动日志（样表）

日期	运动项目	运动类型 （有氧运动、拉伸运动、强化锻炼）	运动时长

避免在运动中受伤

当您参与运动时，一定要注意安全。请遵循下面这些建议。

穿合适的衣服和鞋子

根据天气情况和活动类型选择衣服。体育锻炼会使机体产热增加，所以可以穿得稍微单薄一些。天气凉爽的时候，可以多穿几层衣服，这样可以根据情况穿脱。天气暖和的时候，建议穿轻便、浅色的衣服。多出汗并不能帮助您减脂，流失的是水分，反而会增加您体温过高或脱水的风险。如果有必要，请使用防晒霜，戴上帽子。鞋子要合脚，不要太紧。当鞋子开始出现磨损迹象时，请更换新鞋。始终选择一双干净、光滑的袜子。

检查双脚

运动前要检查双脚。如果发现问题，请在该区域加保护垫以避免受伤。如果发现伤口，可以用双氧水清洗，然后使用抗生素软膏，并用绷带包扎。运动后，再次检查双脚，看看有没有水泡和局部红肿。如果足部有开放性伤口难以愈合，应该去看医生。

注意补水

出汗时，您会丢失水分，所以及时补充水分非常重要。普通的水是最好的选择。如果运动的时间较长，您可能需要喝运动饮料，它们可以补充热量和电解质。运动前、

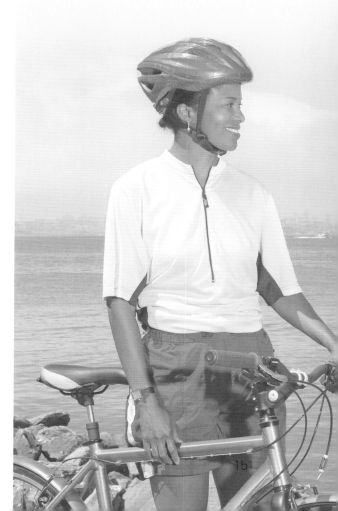

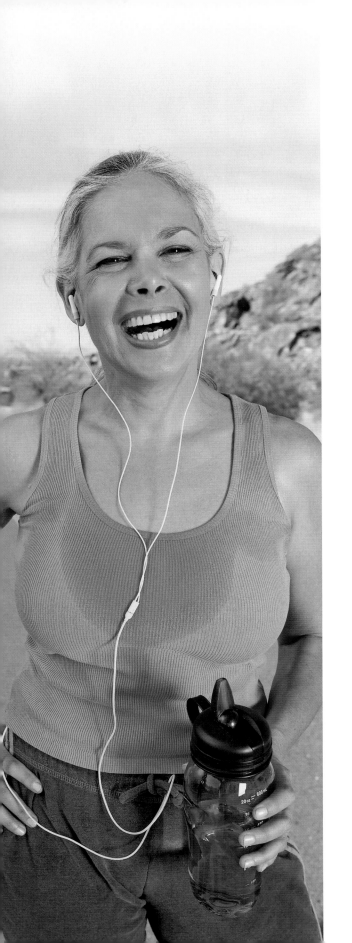

运动中和运动后可能都要喝水。天气越热，越要注意补水。

注意环境

极端的环境会对身体造成很大的影响。天气炎热时，可以选择在室内运动，或者在清晨或傍晚时锻炼。一般情况下，如果气温高于27摄氏度，就不要在室外运动了，尤其是在非常潮湿和热指数（热指数是指人体在不同湿度情况下对相同温度的感受的指数）很高的情况下。也要避免在非常寒冷的环境中运动。

热身和放松

正式锻炼前，身体需要做好准备。要从低强度运动开始，逐渐增加运动强度。例如，在开始慢跑或快走之前，可以慢走几分钟，以逐渐增加心率和肺部的氧气流量。同样的道理也适用于锻炼快要结束时，也需要慢走一段距离，让您的心率逐渐降下来。后文介绍的几种伸展运动，可以帮您保持肌肉柔软，防止肌肉紧张。

锻炼和定期监测

在运动前、运动中和运动后，监测

并记录血糖情况非常重要。这可以帮助您和医生了解您的身体对运动的反应。

运动通常会使血糖降低。运动过程中，储存在肌肉和肝脏中的葡萄糖会被用于补充能量。运动后，机体会重建这些能量储备，肝脏和肌肉会从血液中吸收葡萄糖，从而使血糖降低。

开始锻炼前，应确保血糖不是太低，这样在锻炼过程中和锻炼后血糖就不会降低到有危险的程度。

血糖监测也有助于预防高血糖和高尿酮的出现。

运动前

运动前30分钟应测一次血糖，运动即将开始时应再测一次，这可以帮助您确定运动前的血糖变化趋势是稳定的、上升的还是下降的。

有一些基于运动前血糖水平的建议，可以帮助您避免在运动中出现问题：

如果运动前血糖低于5.6毫摩尔/升 应吃少量碳水化合物类零食，如水果或饼干。15~30分钟后测量血糖。血糖上升到5.6毫摩尔/升以上，才可以开始运动。

如果运动前血糖在5.6~13.9毫摩尔/升 对于大多数人来说，这是一个安全的锻炼前血糖范围。

如果运动前血糖高于13.9毫摩尔/升 应测试一下尿酮体水平。如果尿酮体为阳性或强阳性，不要运动，直到检测显示尿酮体水平较低时，才可以开始运动。过量的酮体表明您的机体没有足够的胰岛素来控制血糖，这可能导致危及生命的糖尿病酮症酸中毒。

如果运动前血糖高于16.7毫摩尔/升 不要锻炼。因为血糖有继续增高的风险，只有把血糖降下来，您才可以锻炼。高血糖会导致排尿增加，从而引发脱水。

运动中

如果您第一次进行有氧运动，或者在尝试一项新的运动，或者正在增加锻炼的强度和时间，那么在运动中监测血糖是非常必要的。如果运动超过1个小时，最好每30分钟测一次血糖，特别是1型糖尿病患者。最好随身携带能提供葡萄糖的食品，以应对突发的低血糖症状。

如果血糖低于5.6毫摩尔/升，或者血糖不太低但出现了低血糖症状——虚弱、颤抖、焦虑、出汗或意识模糊——那么请尽快进食一份能迅速补充葡萄糖的食品，常见的选择包括：

- 一些葡萄糖片
- 半杯果汁
- 半杯普通饮料（非减肥饮料）
- 大约5块硬糖

吃过这类食品15分钟后，再次检测血糖。如果血糖仍然过低，再进食一次，15分钟后再测一次血糖，直到血糖达到5.6毫摩尔/升以上。

运动后

运动越剧烈，血糖受影响的时间就越长。运动后多测几次血糖，以确保您没有出现低血糖。低血糖甚至可能在运动停止几小时后发生。

保持耐心

您可能认为像上面说的那样在运动前、中、后分别测血糖非常麻烦。请别担心，一旦了解了您的机体对运动的反应，可能就不需要那么频繁地测血糖了。具体请听从医生的建议。

寻求和保持动力

动力是您坚持健身计划的必要条件。通过寻求动力，您能更好地完成健身计划。对于大多数人来说，开始健身计划是最难的一步。但是，您可以改变那些让您停滞不前的惰性。

找到那些可以激励自己的做法

好好想一想，哪些做法能够帮您取得锻炼计划的成功。

积极的自我暗示

　　从某种意义上说，当您在思考一件事时，您就是在和自己对话。心理学家称之为自我暗示。有意识地关注自己所说的话并让它们变得更积极，这可以帮助您改掉坏习惯，增强自信，并能激励您坚持锻炼计划。

　　积极的自我暗示能增加您的精力、动力，而消极的自我暗示则会导致犹豫和焦虑。受控制的自我暗示能帮助您专注于一项技术或某件事情，可以让您表现得更好。

　　一种行之有效的控制自我暗示的方法就是用积极的想法取代消极的想法。

　　下面是一些例子。请记住：控制自我暗示需要时间和耐心。

消极的自我暗示	积极的自我暗示
"我太累了。"	"我将更有活力。"
"我本该比现在做得更好。"	"我已经有了一些切实的改进，我已经实现了当前的目标。"
"跳过这一步没关系。"	"每一个细节都很重要。"
"我不可能坚持这个锻炼计划。"	"只要关注今天，尽情投入就好。"
"我永远也不可能从伤病中恢复过来。"	"伤病恢复需要时间。我将继续每天该做的事情。"

寻求支持

向朋友和家人解释您的健身计划。想一想，您可以和谁一起锻炼，或者有谁能以其他方式支持您。

关注过程，一步一个脚印

制定具体、可行的健身目标，然后根据客观情况进行调整。

记录自己的进步

在您前进的过程中，记录下您的每一次进步。可以写每周运动日志，或者制成电子表格。

保持积极性的技巧

以下是一些保持积极性的技巧，供您参考：

做出承诺，但不要好高骛远。 询问自己：今天应该如何践行健身计划？

扩展对健身活动的定义。 健身活动不仅指在健身房里的运动，还包括任何形式的体力活动。

迈出第一步。 健身计划一旦开始，您就会变得更积极。哪怕只是一小步，也要行动起来，不要等着动力自己降临。

避免极端的想法。 如果某一天您没有时间来完成所有运动计划，可以适量减少运动内容，但不要完全不做。第二天试着多运动一下就可以了。

什么时候是锻炼的最佳时机？

锻炼的最佳时机取决于您的糖尿病治疗方案。如果您采用的是胰岛素治疗，那么在注射速效或短效胰岛素后的3小时内应避免运动，因为在这段时间内运动有发生低血糖的风险（注射胰岛素和运动都会降低血糖）。请咨询医生，锻炼前您是否需要调整胰岛素剂量，以及注射后多长时间才能锻炼。

锻炼不要超过1个小时，除非医生已经根据运动量调整过您的胰岛素用量。对于1型糖尿病患者，如果锻炼超过1个小时或者做剧烈运动，可以在开始运动前或运动过程中吃点零食。

对于大多数2型糖尿病患者，在运动前吃零食是没有必要的。如果您没有使用降糖药，那么您可以在饭后运动，此时的血糖水平一般较高。

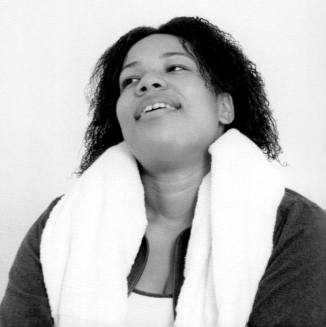

您是否到了平台期

您已经锻炼了几个月，可您发现效果不像刚开始运动的时候那样明显了。这是怎么回事？

这可能是因为您的健身计划到达了平台期。许多锻炼者都存在平台期。除非您定期更新健身计划，否则您的健身效果很可能也在某个时间段停滞不前。

您能做些什么

持续几个星期以相同的强度、相同的持续时间锻炼，或者每天重复举起相同的重量若干次，您的机体就会适应该水平的运动，运动效果就不如刚开始运动时明显，这就是所谓的平台期。除非您增加日常锻炼量，否则不会有持续的进步。

您可能需要增加运动频率、运动持续时间或运动强度。改变运动项目或运动的顺序，或许也可以帮助您避免停滞不前。当感到无聊时，您可能是遇到瓶颈了，您对自己的运动失去了兴趣，或者您已经厌倦了一成不变的生活。

平台期不一定会成为障碍。如果您发现自己的健身效果停滞不前，那就应该采取行动了。首先找出出现瓶颈的原因，然后寻找合适的解决方案。

儿童的健身计划

为了孩子们的健康，我们应该尽可能地让他们离开沙发！可以利用以下技巧，帮助孩子养成终身受益的运动习惯。

树立良好的榜样。如果您希望孩子能够积极活跃，那您自己就要先动起来。把体力活动看成关爱自己的机会，而不是一种惩罚或一件苦差事。

控制在屏幕前的时间。应限制孩子看电视、玩电子游戏和用电脑的时间，建议每天不超过2小时。不要把电视放在孩子的卧室里，电脑应放在家里的公共区域。同时要限制其他久坐的活动，比如打电话聊天。

玩视频游戏时，可以选择需要运动的游戏。比如玩跳舞毯或那些利用物理运动来控制屏幕动作的电子游戏，都可以增加能量消耗。在妙佑医疗国际的一项研究中，那些将久坐不动改为玩运动游戏的孩子，能量消耗增加了一倍多。

养成运动的习惯。每天留出一些时间来运动。您可以和孩子一起提早起床去遛狗，也可以在晚饭后进行"开合跳"。当孩子的身体变得越来越健康后，您可以为他逐渐增加新的活动。

鼓励孩子步行上学。如果学校离家不远，可以鼓励较大的孩子步行上学。年龄较小的孩子，可以由父母带着步行上学。

让孩子自己设定节奏。有组织的体育运动是保持健康的好方法，但并不适合所有人。您的孩子对什么比较感兴趣？如果他喜欢阅读，可以让他步行或骑车去附近的图书馆看书。如果他喜欢艺术，那就到大自然中去，收集一些树叶，拍一些漂亮的照片。如果他喜欢音乐，那就让他跟着喜欢的音乐跳舞。

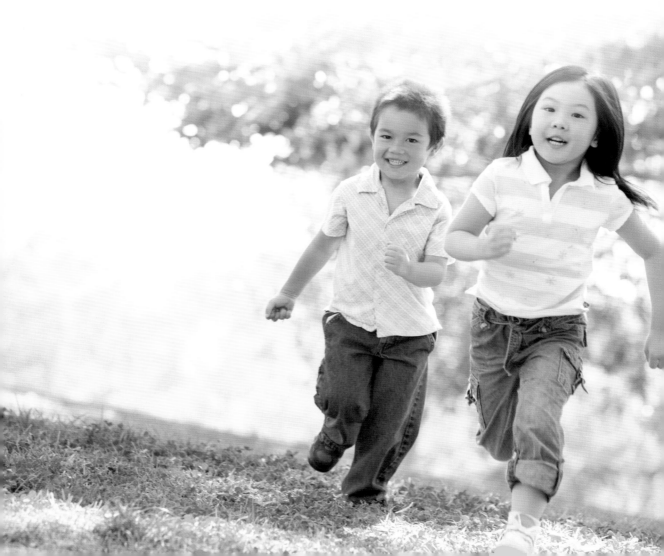

把健身变得有趣

为了让孩子对健身感兴趣，应该让他们觉得运动这件事很有趣：

逗孩子开心。让年幼的孩子看看您运动的时候多么有趣。您可以模仿大猩猩跑步，模仿蜘蛛爬行，也可以模仿兔子跳跃。

参与比赛。玩捉人游戏，让整个家庭都参与到游戏中来，或者进行一场跳绳比赛。

把家务变成一项有趣的挑战。例如，看谁能在花园里除掉最多的杂草，看谁能在附近收集最多的垃圾。

尝试举办运动派对。可以在孩子生日时安排一个保龄球派对，或者带孩子参加攀爬比赛，也可以在后院举办一个接力赛。

让孩子主导运动。让孩子自己选择一天或一周的活动。关键是要找到孩子喜欢的活动形式。

外出活动

如果您不喜欢在家里进行锻炼，可以参考以下建议：

参与社交。报名参加一个舞蹈俱乐部、远足团体或高尔夫团体。在别人的鼓励下，您的孩子可能会做得更好。

加入一个团队。报名参加公司、当地公园或娱乐部门组织的垒球、足球或排球队。团队合作会是巨大的动力。

加入一个健身俱乐部。在附近的健身俱乐部报名参加集体锻炼班。每月的支出可能会让您坚持下去。

积极出游。和朋友约个时间去当地的公园游玩，或者和家人一起去动物园。

在日常活动中创造机会。购物时，把车停在停车场的后面，让步行的距离变长。

第六章

药物及手术治疗

潘卡吉·沙阿博士有话说

"如果糖尿病控制看上去是一件天大的事，那么就一步一个脚印地来。请记住，您并不孤单，和医生及糖尿病教育者齐心协力，您可以控制自己的糖尿病且防止其并发症发生——并且尽可能地减少其对日常生活的干扰。"

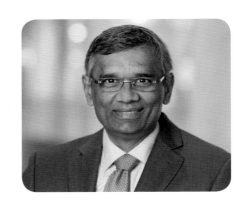

潘卡吉·沙阿，医学博士，
内分泌学专家

如果您已经确诊糖尿病，那么与医生密切合作，确定并实现治疗目标就显得十分重要了。控制血糖水平是预防多种糖尿病慢性并发症的关键。糖尿病视网膜病变（可导致失明）、糖尿病肾脏病变（肾功能损失直至需要透析）、糖尿病神经病变（可能使足部感觉丧失、溃疡甚至截肢等）都是可预防的。如果这些并发症已经出现，良好的血糖控制可以延缓甚至阻止其进一步加重。

通过饮食控制、运动锻炼维持健康的体重是糖尿病治疗的重要组成部分；对许多2型糖尿病患者而言，这可能是唯一需要的措施——至少在疾病早期是如此。若饮食控制和运动锻炼不足以使血糖维持在可接受的水平，医生会为您开具药物。

用药的目的是尽可能让血糖水平接近正常，从而预防并发症的发生，很多时候，为了控制血糖，人们需要服用多种通过不同机制控制血糖的口服药，或者联合使用口服药和注射药物（如胰岛素）。延缓并发症的发展。严格控制血糖水平可以将糖尿病相关并发症（包括心脏病、卒中、神经病变、肾脏病变和眼病变）的发生风险降低50%以上。

对于1型糖尿病患者，注射胰岛素是必要的。您可能需要每天进行数次胰岛素注射，所需的胰岛素量取决于您的血糖水平和食物摄入情况。有时医生可能会推荐您使用胰岛素泵。您需要与医生和糖尿病教育者密切合作，以确定您的胰岛素用量是否合适。定期复查也非常重要，医生可以根据实际情况判断您的治疗是否充分。

对于同时患有1型糖尿病和2型糖尿病的患者，医生可能需要对您进行某些检查，以确定是否需要调整药物方案，是否有表明并发症进展的证据，以便及时进行处理。

如果糖尿病控制看上去是一件天大的事，那么就一步一个脚印地来。请记住，您并不孤单，和医生及糖尿病教育者齐心协力，您可以控制自己的糖尿病且防止其并发症发生——并且尽可能地减少其对日常生活的干扰。

如果您患有糖尿病，有几种方法可以帮助您控制血糖。许多2型糖尿病患者都能够通过控制饮食和规律运动来控制疾病并保持健康的体重。但是，对于一些人来说，仅靠生活方式干预是不够的，他们需要用药物才能将血糖控制在理想的范围内。

1型糖尿病患者，由于其胰腺无法产生足量胰岛素，所以进行外源性胰岛素注射是必需的。

胰岛素治疗

胰岛素治疗有两个目标：
- 将血糖控制在接近正常水平或医生建议的目标范围内
- 预防糖尿病慢性并发症的发生

应用最广泛的胰岛素制品是经过轻微修饰的"人胰岛素"，由实验室生产。还有一些胰岛素制品被称为"胰岛素类似物"，它们通过修饰从而更接近胰腺分泌的胰岛素。

当胰岛素不足时

几年前，美国食品药品管理局批准普兰林肽用于治疗1型糖尿病。

普兰林肽仅适用于需要使用胰岛素并需要进一步控制血糖的成年1型或2型糖尿病患者。

普兰林肽在餐前注射，可在饭后3小时内将血糖降至正常水平。有关该药的更多信息，请参阅后文相关介绍。

医生会为您选择最适合的胰岛素类型。这主要取决于：

· 您的血糖变化趋势和波动模式

· 您的生活方式

· 您的饮食情况

· 您的运动锻炼情况

· 您是否有其他健康问题

胰岛素的类型

有多种胰岛素可供选择。这些胰岛素制剂在起效时间、达峰时间和药效持续时间方面都各不相同。

医生会为您选择最适合的胰岛素类型及其用量。详见后文的图表。

预混胰岛素

预混胰岛素由短效或速效胰岛素与中效胰岛素混合而成。如果您需要使用2种胰岛素，但是不方便从2个瓶子中抽取胰岛素，或者存在视力不佳、关节炎、手不灵活等问题，使用预混胰岛素会比较方便。

目前已有数种预混胰岛素制剂问世，有些具有较长的通用名。药物商品名后的数字表示2种胰岛素的混合比例（如"70/30"表示70%的中效胰岛素、30%的短效胰岛素）。

· 优泌林70 / 30

· 诺和灵70 / 30

两种胰岛素的起效、达峰和持续时间有所不同，但会有重叠，请遵照医生和糖尿病教育者的指导。

通常情况下，如果预混胰岛素中含有短效胰岛素，应在餐前30分钟注射；如果含有速效胰岛素，则应在餐前15分钟内注射。

胰岛素的选择

您和您的医疗团队需要决定最能满足您需求的胰岛素类型和剂量。下面是一些例子，完整信息请与医生沟通或者查阅药品说明书。

请注意：

· 起效时间是指胰岛素开始起作用的时间
· 达峰时间是指胰岛素效力最强的时间
· 作用持续时间是指胰岛素降糖作用持续的时间

胰岛素类型	胰岛素名称（商品名）	起效时间
速效胰岛素（比短效胰岛素吸收快，作用消退得也快）	门冬胰岛素 赖谷胰岛素 赖脯胰岛素	5～15分钟
短效胰岛素（起效快，作用持续时间不如中效胰岛素）	常规胰岛素（优泌林R，诺和灵R）	30～60分钟
中效胰岛素（比短效胰岛素起效慢、作用持续时间长）	中性鱼精蛋白锌胰岛素	1～2小时
长效胰岛素（起效需几小时，但可以维持稳定的胰岛素水平24小时以上）	甘精胰岛素	1～2小时
	地特胰岛素	2小时

达峰时间	作用持续时间	应用情境
30分钟~2小时 （因产品而异）	3~4小时 （因产品而异）	餐前即刻注射。过早注射可导致低血糖。通常用作中效胰岛素或长效胰岛素的补充。一般用于胰岛素泵
2~4小时 （因产品而异）	6~8小时 （因产品而异）	餐前30分钟注射。可作为中效胰岛素或长效胰岛素的补充
4~12小时 （因产品而异）	16~24小时 （因产品而异）	作用通常可满足半天的需求。睡前注射，作用可持续整夜。可作为速效胰岛素或短效胰岛素的补充。不可应用于胰岛素泵
无明确峰值	可达24小时	作用可持续一天。不可与其他类型的胰岛素混合使用。可作为速效胰岛素或短效胰岛素的补充。不可应用于胰岛素泵
无明确峰值	14~16小时	

*请遵照医生的建议。起效时间、峰值、持续时间均为估计值，时间因人而异，并受注射部位和其他问题影响，例如您上次进食或运动的时间。

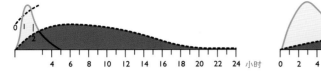

速效胰岛素和中效胰岛素的对比

图6-1　本图显示了速效胰岛素（实线）和中效胰岛素（虚线）的起效时间、达峰时间和作用持续时间

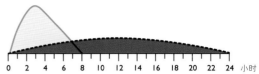

短效胰岛素和长效胰岛素的对比

图6-2　本图显示了短效胰岛素（实线）和长效胰岛素（虚线）的起效时间、达峰时间和作用持续时间

可供选择的胰岛素治疗方案

单剂量：中效或长效胰岛素，每日注射1次。

混合剂量：将短效或速效胰岛素和中效胰岛素在注射器中混合后注射。

预混剂量：预混胰岛素一剂，每日1次或2次。

分次剂量：中效胰岛素，每日注射2次。通常在早餐前、晚餐前或早餐前、睡前注射。

分次混合剂量：将短效或速效胰岛素和中效胰岛素混合后，每日注射两次。通常在早餐前和晚餐前进行。

拆分预混剂量：每天注射预混胰岛素两次。通常在早餐前和晚餐前进行。

胰岛素强化治疗：该方案需要每日注射多次，或者使用胰岛素泵。

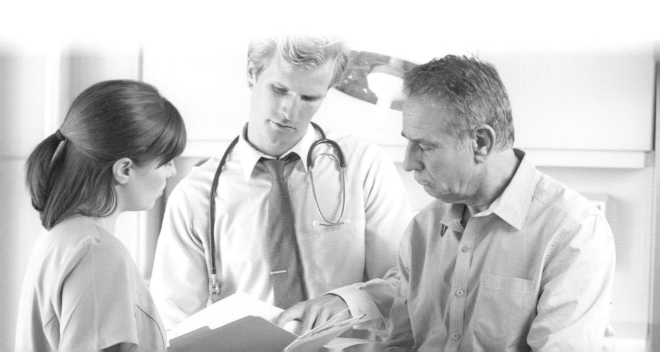

胰岛素强化治疗

对于1型糖尿病患者，胰岛素强化治疗是首选的治疗方式。对于2型糖尿病患者，如果口服药物和生活方式调整不能将血糖水平保持在目标范围内，也可以从胰岛素强化治疗中获益。

强化治疗包括经常监测血糖，使用胰岛素组合，并根据血糖水平、饮食和日常变化来调整胰岛素剂量。有效实施胰岛素强化治疗可以大大降低并发症的发生风险。

胰岛素强化治疗有2种方案。

每日多次注射

每天注射胰岛素3次或3次以上（通常是多种类型的胰岛素），以实现严格的血糖控制。

使用胰岛素泵

胰岛素泵通过置于腹部皮下的塑料管，将短效或速效胰岛素持续输注入体内。

胰岛素强化治疗的缺点

胰岛素强化治疗有两个可能的缺点：导致低血糖和体重增加。

采用胰岛素强化治疗，当血糖已经接近正常水平时，即使是日常生活中的细微变化（如计划外的活动增加）也可能导致低血糖。您应当通过关注日常生活的变化来规避这种风险。

识别低血糖的症状和体征并迅速做出反应十分重要（参见第一章相关内容）。

体重增加可能发生，因为胰岛素可以促进细胞摄入葡萄糖，更多葡萄糖进入细胞而非从尿液排出，未被细胞利用的葡萄糖会被转化为脂肪而储存在体内。

与医疗团队合作

请与医生沟通，了解胰岛素强化治疗是否适合您。您可能需要更频繁地监测血糖；如果使用胰岛素，您可能需要调整药物治疗方案。另外请切记：健康的饮食习惯和规律的运动锻炼对于控制血糖也十分重要。请把这些行为看作可以让您延年益寿的关键因素。

严格控制血糖，预防并发症

一些研究表明，严格控制血糖（尽可能让血糖接近正常水平）可以显著降低并发症的发生风险。

糖尿病控制和并发症试验

在这项为期10年的临床试验中，1400余名1型糖尿病患者被随机分配到常规治疗组和强化治疗组。常规治疗组接受医生推荐的常规胰岛素治疗，强化治疗组使用每日多次注射或胰岛素泵接受胰岛素强化治疗。

结果显示，与常规治疗相比，胰岛素强化治疗下的严格血糖控制，可将并发症的发生风险降低50%以上。

英国前瞻性糖尿病研究

该研究招募了超过5100名新诊断的2型糖尿病患者。参加者平均随访10年。结果显示，将血糖维持在正常水平的患者，眼、肾脏和神经并发症的发生率降低了25%。改善血糖和血压水平还降低了心脏病的发生风险。血糖控制的好处在研究结束10年后还可以观察到。

如何注射胰岛素

选择注射部位

当您首次得知需要使用胰岛素时，可能会因为要给自己注射药物而感到紧张。这是很正常的。了解该过程并进行几次后您就会轻松很多。

使用胰岛素的最常见方式是通过注射——您自己抽取或用预装的注射器，胰岛素将被输送到皮下，然后被吸收入血液中。

　　胰岛素可以被注射到机体任何一个有脂肪组织且远离大血管、神经、肌肉和骨骼的部位。

　　胰岛素最好选择在腹部注射，因为在此注射吸收快且效果恒定。但是肚脐周围5厘米之内的区域由于吸收不好，不宜进行注射。对注射部位进行轮换，可以避免或减少注射导致的皮肤凹陷、增厚或硬结等情况的发生。

　　如果合适，医生或糖尿病教育者也可能给您推荐其他的注射部位，如上臂、大腿或臀部。

　　确定胰岛素注射部位后，建议用酒精或肥皂水进行清洁。注射之前，应确保注射部位干燥。

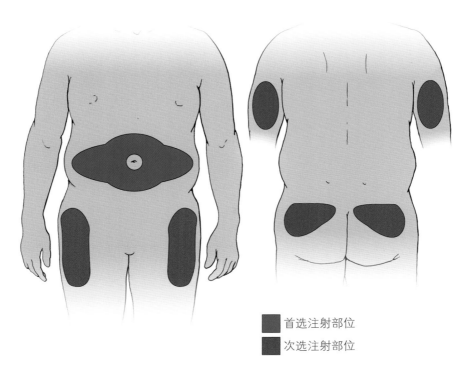

　　■ 首选注射部位
　　■ 次选注射部位

　　图6-3　腹部是最佳的胰岛素注射部位。注射时，应注意轮换注射部位。大腿、上臂和臀部也是可以采用的胰岛素注射部位

抽取胰岛素

　　随着时间的推移和实践的发展，抽取胰岛素的过程已变得相当常规，不再那么

令人生畏。以下是抽取的步骤：

1. 准备用物：胰岛素、注射器、针头、酒精棉片，以及一个带盖的利器盒（以便丢弃针头）。

2. 检查胰岛素瓶上的标签，核对胰岛素的类型、浓度和产品的有效期。除非另有医嘱，否则每次应当使用相同类型的胰岛素（改变胰岛素类型可能会影响血糖控制）。

3. 检查胰岛素药液，确保药液没有结块、结霜、沉淀或出现澄清度以及颜色变化（上述征象提示胰岛素可能已经失效）。

4. 用肥皂和清水洗手。

5. 清澈的胰岛素不需要混匀。浑浊的胰岛素在抽取前要进行混匀（可以轻轻地转动瓶子，但不要用力摇晃，否则可能会降低胰岛素的药效），确保瓶底没有颗粒物沉淀。

6. 用酒精棉片擦拭胰岛素瓶的顶部。

7. 取下无菌注射器的针帽。

8. 拉动活塞，吸入与所需胰岛素等量的空气。

9. 将注射器针头插入胰岛素瓶中，推动活塞，使空气进入瓶内。这样可以平衡瓶中的气压，从而更容易抽取胰岛素。

10. 将针头保持在瓶中的同时，将胰岛素瓶倒置。

11. 拉动活塞，抽取胰岛素（不要有气体）至略超过所需量。

12. 如果注射器中有气体，应将其驱出注射器；也可以用手指边弹注射器边推动活塞，将空气排出。

13. 再次检查注射器。如有残留气体，重复上一步骤。

14. 再次确认注射器中的胰岛素的量。

15. 将针头从瓶子中拔出。

准备注射看似有很多步骤，一旦您熟练了，则只需很少的时间。

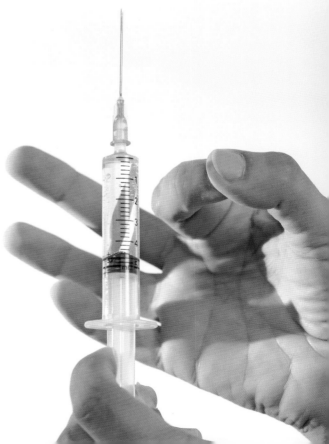

注射胰岛素

当注射器中备有适宜剂量的胰岛素，并且将针头从瓶中取出，就可以注射胰岛素了。

若想有效地完成注射，请注意以下几点：

握笔式持注射器。迅速将注射器针头与皮肤呈90°角扎入捏起的皮肤褶皱（偏瘦者可以使用短针或以45°角注射，以免将胰岛素注射到肌肉中，特别是将大腿作为注射部位时）。

松开捏紧的皮肤。全程用稳定、适中的速度轻轻推动注射器的活塞。注射结束后应停至少5秒，再以与扎入时相同的角度拔针（如果在注射过程中活塞被卡住，请拔下针头并记下注射器中剩余的胰岛素的量，然后向医生或糖尿病教育者寻求帮助）。

不要重复使用针头。针头使用后应丢弃，建议放入医用利器盒。

避免注射部位的问题

偶尔——特别是刚开始使用胰岛素时——您可能会发现注射部位红肿、疼痛。这可能是胰岛素不纯导致的，也可能是由于少量酒精被带入皮下所致（为了避免这种情况的发生，请待消毒部位的酒精完全挥发后再注射）。如果皮肤问题持续2~3周不能缓解，请向医生咨询。

为了减少注射时的疼痛感，您应当：

· 确保胰岛素的温度与室温一致
· 确保注射器中没有气泡
· 放松注射部位的肌肉
· 进针速度要快

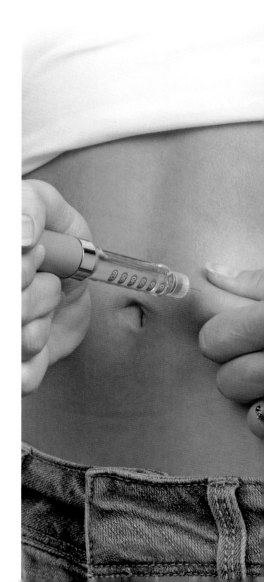

· 不要改变针头的方向

有些人的胰岛素注射部位会发生皮肤凹陷、硬结或增厚等问题。要尽量避免在这些区域进行注射，因为此处胰岛素吸收不好。轮换注射部位有助于预防或减轻此类问题。

胰岛素注射器的替代选项

胰岛素注射器的替代选项包括胰岛素笔、胰岛素无针注射器和胰岛素泵。上述各种注射方法均有其优点和缺点。请与医生讨论哪种输注设备对您来说最为适合。在购买之前，请先了解您的医疗保险范围。

胰岛素笔

该设备看起来像一个带有笔芯的笔（如下图所示）。预填充胰岛素笔内装有预先填充好的一次性胰岛素笔芯，而其他胰岛素笔则完全是一次性使用的，用完之后连带笔芯一起扔掉，更换新笔。笔尖部位是注射针头。通过转动笔身上的表盘可以选择所需的胰岛素剂量。将针头插入皮下后，按下笔端的按钮即可将胰岛素注入皮下。对于手指患有关节炎的患者来说，使用一次性胰岛素笔更方便，因为无须装卸胰岛素笔芯。

如果您有视力问题，可以选择表盘字号大一些的胰岛素笔。

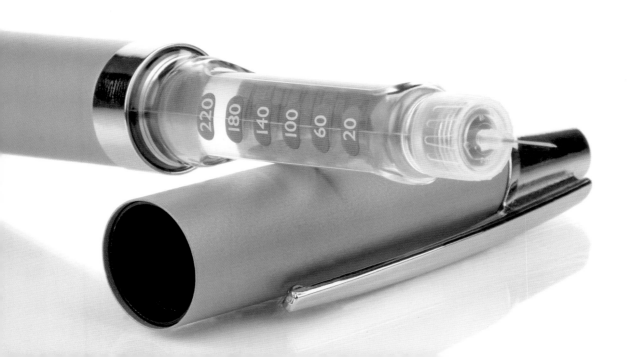

胰岛素无针注射器

该设备使用高压气体将胰岛素喷射到皮下。使用无针注射器可能会造成不适甚至瘀伤，而且其剂量的精确性可能也比不上其他设备，因为在喷射的过程中可能会损失部分胰岛素。另外，无针注射器比胰岛素笔更昂贵。

胰岛素输注方法展望

研究人员一直在探索胰岛素输注的新方法，如贴剂、药丸、口腔喷雾剂和"人工胰腺"——一种将胰岛素泵、血糖传感器和第三方设备整合在一起的胰岛素输注系统，第三方设备通常是智能手机，它可以将血糖传感器接收到的信息与您的活动情况、饮食量等进行整合，以确定胰岛素的用量。

避免胰岛素带来的相关问题

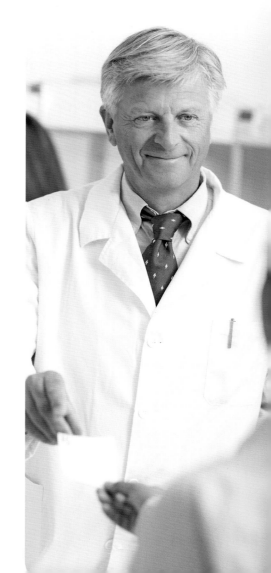

以下步骤可以减少使用胰岛素带来的相关问题。

从同一家药店购买所有胰岛素制品

这将有助于确保您按处方接受相应类型和浓度的胰岛素治疗，并提醒您注意处方的变化。购买时要检查包装上的有效期。

及时告知

为了避免可能的药物相互作用或药物副作用，请将您的用药情况告知家庭医生以及那些不熟悉您病史的医务人员。

将未开启的胰岛素存放在冰箱中

胰岛素开启后可以在室温下保存1个月。

室温的胰岛素可以减轻注射时的不适。胰岛素过期或在室温下保存时间超过1个月时，应当丢弃。

避免极端温度

切勿冷冻胰岛素或将其暴露在极热的环境下。另外应避免阳光直射。

注意外观变化

变色或含有固体颗粒的胰岛素应丢弃。

佩戴糖尿病标示

建议您佩戴一个可以表明您是胰岛素使用者的标示，如特制的项链或手环等。此外，可以携带一张身份识别卡，上面书写您医生的姓名、电话号码以及您正在服用的所有药物，包括胰岛素的种类。如果您出现了低血糖，这将有助于人们向您提供有针对性的帮助。

检查所有药物

在使用其他药物（包括非处方药）前，请认真阅读药品警告标签。如果标签提示糖尿病患者不宜使用，请务必在使用前咨询医生。

胰岛素泵

胰岛素泵是一种智能胰岛素输注装置，其大小接近手机。有些胰岛素泵可以别在腰带上或者装在口袋里，有些则可以贴在皮肤上。胰岛素泵可以持续供应胰岛素，无须每天注射。

胰岛素泵含有一个可充填胰岛素的容器。一根很细的软管连接着盛有胰岛素的容器和插入腹部皮下的导管。

胰岛素泵可以根据您输入的信息向体内持续输注（基础量）短效或速效胰岛素，并在餐前输注额外的胰岛素以应对进食造成的血糖升高。

使用胰岛素泵时，应每隔2～3天更换一次输注部位。医生或糖尿病教育者可能会

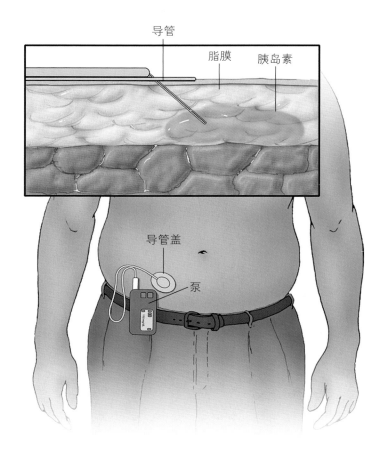

图6-4 胰岛素泵通过一个穿过腹部皮下脂肪层的导管输注胰岛素。胰岛素泵通过程序控制，自动释放一定量的胰岛素，它可以根据您的饮食、活动情况和血糖水平来调整胰岛素释放量

建议您在腹部4个象限间轮换注射部位。胰岛素容器也需要每隔几天补充一次。

如果您决定使用胰岛素泵，请接受全面的培训。培训期间，您将学习如何确定胰岛素的用量，如何对泵进行编程，如何插入导管，以及如何护理注射部位。

方便和控制

多项研究已经证实胰岛素泵治疗的有效性。胰岛素泵的主要优点是非常方便。它还可以改善血糖控制情况并降低低血糖的发生风险。

大多数使用胰岛素泵的人都觉得戴泵后生活更方便了。

胰岛素泵的其他优点包括：

· 内置的安全警报器可以让您及时了解管路堵塞、胰岛素存量不足或电池电量低等情况

· 可以显示往次胰岛素的输注情况

· 可控制胰岛素的输注速度，有助于预防低血糖和高血糖的发生

· 可以控制与进食相关的胰岛素输注

· 可以在体力活动期间中止或减少胰岛素输注

· 在淋浴、游泳或性行为时可通过胰岛素的快速分离器轻松断开连接

· 在旅行、工作班次变化和时间安排不稳定时实现良好的血糖控制

胰岛素泵的适用人群

胰岛素泵虽然有诸多优点，但并非适合每个人。如果您在不用泵的情况下已经可以很好地控制血糖了，那么戴泵也不会对您的病情控制带来特别显著的改善。

要从戴泵中获益，需要您正确使用、定期监测血糖，并与医生和糖尿病教育者密切合作。有人可能认为这一要求太过苛刻。

另外，胰岛素泵很昂贵，价格一般高达上万元。

胰岛素泵的其他缺点包括输注部位感染、输注不及时导致的高血糖以及不便进行某些活动等。

一些孕期女性或正在备孕的女性可能更喜欢使用胰岛素泵。孕早期高血糖可导致婴儿出生缺陷或其他疾病，严格的血糖控制可以降低此类风险。

还有几种情况，戴泵可以使患者获益：

严重低血糖频繁发作

使用胰岛素泵可以降低严重低血糖的发生率。

多次注射血糖仍控制不佳

胰岛素泵可以比胰岛素注射更好地匹配患者的胰岛素需求。

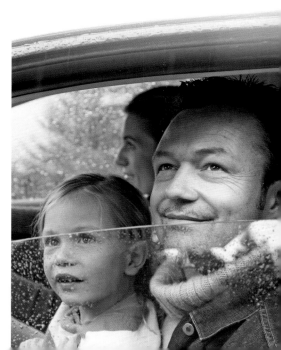

脆性糖尿病（不稳定型糖尿病）

胰岛素泵可以输注非常少量的胰岛素，而这很难通过注射实现。

存在黎明效应

部分患者在清晨时血糖高的现象，称为黎明效应。此时需要额外补充胰岛素。胰岛素泵可以在黎明效应出现时增加胰岛素的输注量。

灵活的时间安排

胰岛素泵允许您自由设置胰岛素递送剂量，以满足您不断变化的需求。

胰岛素泵的正确使用

一旦学会正确使用，您将不会害怕这个小小的机械设备。要明确胰岛素用量、饮食量和活动量之间的关系，以便您根据具体情况调整输注量。

即使应用胰岛素泵，您也要每日多次监测血糖。

定期与医生或糖尿病教育者会面，确保自己在正确地使用设备，这一点也很重要。

口服降糖药

2型糖尿病患者可以通过多种方式控制血糖。虽然很多人可以通过控制饮食、

可植入式胰岛素泵

可植入式胰岛素泵系统目前正在临床评估中，还未向公众开放使用。在下腹部植入胰岛素泵可能更方便，也更加隐蔽。这种泵可以全天候工作，对血糖控制不佳的患者很有帮助。

规律运动来控制2型糖尿病，但单靠改变生活方式对一些人来说是不够的。

如果改变生活方式不足以让您控制好血糖，医生可能会建议您使用降糖药。但即使如此，控制饮食和规律运动仍然起着关键作用。

有几类口服降糖药可供选择。每类药物都有不同的化学结构及降糖机理。一些口服降糖药可以刺激胰腺释放胰岛素，另一些药物可以使细胞对胰岛素更敏感，还有一些药物能够减慢机体对碳水化合物的吸收。

医生可能会为您推荐多种药物，有时需要和胰岛素同时使用。大多数人都是从口服一种降糖药开始进行药物治疗的。

请与医生或糖尿病教育者讨论每种药物的优缺点——他会根据您的具体需求推荐适合您的药物。后文的表格列出了几类口服降糖药，并举例说明了其主要的优点和缺点。

哪种类型的口服降糖药对您最为适用，取决于以下几个因素：

· 您是否超重（一些口服降糖药可能导致体重增加）
· 您的血糖水平及血糖波动规律
· 您是否有其他健康问题
· 药物的作用强度（效力）
· 可能的副作用
· 成本，特别是当需要使用多种药物才能控制血糖时

磺脲类

磺脲类降糖药用于控制血糖已有数十年历史。这类药物通过刺激胰岛 β 细胞产生更多的胰岛素来控制血糖。所以，您的胰腺必须具有一定的胰岛素分泌能力，才能从使用该药中获益。

格列美脲、格列吡嗪和格列本脲是最常用的磺脲类降糖药。格列吡嗪有两种剂型：速效型和缓释型。

可能的副作用

低血糖是磺脲类药物常见的副作用。如果肝脏或肾脏功能受损，则发生低血糖的风险更高。如果您有上述问题，医生可能会为您推荐其他种类的口服降糖药。

注意事项

服用磺脲类降糖药后，任何可能降低血糖的行为（如忘记进餐、运动量加大）都可能导致低血糖。饮酒和服用其他磺脲类药物（包括减充血剂）可以增强磺脲类降糖药的药效，从而导致低血糖。类固醇类药物可降低磺脲类降糖药的药效。

双胍类

双胍类降糖药可以增强机体的胰岛素敏感性，改善胰岛素抵抗。肝脏会在两餐之间将储存的葡萄糖释放入血。2型糖尿病患者通常会释放过多的葡萄糖，从而导致血糖升高。双胍类降糖药可以减少禁食期间肝脏释放的葡萄糖量。因此，只需更少的胰岛素即可将血液中的葡萄糖转运到细胞中。

二甲双胍是目前唯一可用的双胍类降糖药，有缓释片剂和液体剂型。

与其他降糖药相比，双胍类降糖药的增重效果不明显，甚至可能使体重减轻。因此，双胍类降糖药更适用于超重或肥胖的2型糖尿病患者。此外，双胍类降糖药还能降低血脂（胆固醇和甘油三酯），而2型糖尿病患者的这些指标往往偏高。

可能的副作用

二甲双胍通常耐受性良好，但也可能产生一些副作用。这些副作用通常发生在服药的头几个星期，随着用药时间的延长，副作用会逐渐消失。从小剂量开始服用或者使用缓释剂型可以减少副作用的发生。

?

哪些中药可以帮助治疗2型糖尿病？

一些糖尿病患者为了缓解症状而服用中药，尽管这些药物的有效性和副作用还不太确定。这种做法是有风险的，因为制造商没有在上市之前向食品药品管理局证明这些中药的安全性和有效性。

美国糖尿病协会建议公众不要随意使用中药，因为它们的有效性和安全性还有待证实（仅代表美国医生观点）。

常用口服降糖药

不同类型的口服降糖药具有不同的降糖机制。下表列出了常用口服降糖药的主要优缺点，详情请参见前后文相关介绍。医生可能会建议您使用一种或多种药物。请在服用任何非处方药和处方药前与医生或药剂师沟通。最好在同一家药店购买您所需的所有药品，这样药剂师可以就您的用药情况（潜在的药物相互作用）给予相应的建议。

药物种类、名称	降糖机制	主要优点	主要缺点
磺脲类 格列美脲 格列吡嗪 格列本脲	刺激胰腺释放胰岛素	与其他口服降糖药协同效果好	可能引起低血糖
双胍类 二甲双胍	降低禁食期间肝脏释放入血的葡萄糖量	不会导致低血糖；可能促进体重下降；可能降低血脂（胆固醇和甘油三酯）	可能导致恶心、胃部不适（通常自行缓解）；罕见而严重的不良反应是乳酸酸中毒（乳酸在体内堆积）
α-葡萄糖苷酶抑制剂 阿卡波糖 米格列醇	延缓碳水化合物的吸收	限制餐后血糖急剧上升（餐间服用）；可能促进体重下降	可能导致腹部胀痛、不适，排气增加、腹泻，因此从小剂量起始；大剂量可能损伤肝脏；与其他口服降糖药相比药效稍弱
噻唑烷二酮类 吡格列酮	增加组织细胞对胰岛素的敏感性（可能需要数周才可见血糖水平降低）	服用方便，每日1~2次，餐前、餐后均可；单用时不会导致胃部不适	可能的副作用包括体重增加、水肿、液体潴留（可能导致或加重心衰）；可能会增加骨折和膀胱癌的发生风险；可能导致肝脏问题；可能会降低避孕药的作用
格列奈类 那格列奈 瑞格列奈	餐后血糖水平上升时，刺激胰腺释放更多的胰岛素	餐间快速降低血糖水平；低血糖风险较低	作用时间短，必须每餐服用；可能导致胃部不适和低血糖
二肽基肽酶Ⅳ抑制剂 阿格列汀 利格列汀 西格列汀 沙格列汀	血糖上升时刺激胰腺释放更多的胰岛素，并且能减少肝脏释放入血的葡萄糖量	不会导致体重增加和低血糖；服用方便，每日1剂即可	可能导致上呼吸道感染、咽痛、鼻塞流涕；可能会增加急性胰腺炎的发生风险

如果服用后出现以下副作用，请告知医生：

· 食欲不振

· 恶心或呕吐

· 排气增加或腹泻

· 腹胀、腹痛

· 味觉上的变化如口中有令人不快的金属味

注意事项

服用双胍类药物可使乳酸酸中毒的发生风险增加，所以如果您存在肾功能衰竭、肝功能衰竭、严重肺部疾病、心力衰竭或其他可能导致机体产生过多乳酸的疾病，医生通常不会为您开具二甲双胍。

如果服用本药，请注意以下两点：

1. 如果您日常饮酒或偶尔饮酒过量，二甲双胍遇酒精会产生酸中毒，引发您的不适。如果饮酒，请向医生咨询。

2. 考虑到潜在的乳酸酸中毒风险，在接受任何涉及静脉注射造影剂的操作前停止服用二甲双胍。静脉注射造影剂常用于计算机断层扫描（CT）等的成像。

α–葡萄糖苷酶抑制剂

α–葡萄糖苷酶抑制剂能够抑制消化道中分解碳水化合物的酶，从而延缓碳水化合物的消化，使葡萄糖吸收入血的速度变慢。

这一类药物有两种：阿卡波糖和米格列醇。α–葡萄糖苷酶抑制剂必须每餐服用。由于这类药物的降糖效果偏弱，所以常与其他类型的口服降糖药联合使用以控制餐后的血糖骤升。

可能的副作用

α–葡萄糖苷酶抑制剂可引起胃肠道副作用，包括腹胀、腹痛、排气和腹泻。这些副作用通常发生在用药的头几个星期，可随用药时间的延长而缓解。建议从低剂量开始服用，然后逐渐增加用药剂量。

单独使用α–葡萄糖苷酶抑制剂不会导致低血糖。但是当与其他口服降糖药

（如磺脲类药物）或胰岛素合用时，可能会发生低血糖。如果使用α-葡萄糖苷酶抑制剂期间发生低血糖，请饮用牛奶或使用葡萄糖片/凝胶来治疗，不要饮用糖浆（主要含蔗糖）或果汁，因为α-葡萄糖苷酶抑制剂可以抑制这些双糖的消化吸收。

注意事项

由于α-葡萄糖苷酶抑制剂可能导致消化系统副作用，如果您存在以下情况，请不要服用：

- 肠易激综合征
- 溃疡性结肠炎或克罗恩病
- 不完全肠梗阻或肠梗阻易感性
- 慢性吸收不良性疾病，如乳糜泻
- 严重的肾脏或肝脏疾病

大剂量服用阿卡波糖会造成肝损伤。幸运的是，这种损害通常是可逆的，只需减少药物剂量或停止服用。

噻唑烷二酮类药物

许多2型糖尿病患者都存在胰岛素抵抗，使得胰岛素无法正常起效。噻唑烷二酮类药物可以通过增加组织对胰岛素的敏感性来降低血糖。

此类药物包括吡格列酮和罗格列酮。然而，罗格列酮于2010年退出了欧洲市场，其在美国的使用也被严格限制。

可能的副作用

噻唑烷二酮类药物的副作用主要包括体重增加和水液潴留。在部分患者中，水液潴留可导致或恶化心力衰竭。

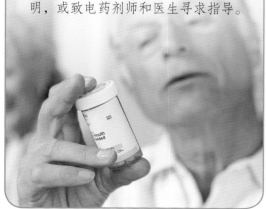

如果忘记服药，该怎么办？

这取决于您正在服用的药物种类。例如，α-葡萄糖苷酶抑制剂只能与食物同服，如果您刚刚吃完饭，那么可以补服，否则就要等到下一顿饭。对于某些药物，比如二甲双胍，如果已经误了6小时以上，请不要补服，下次服药剂量也不能加倍，继续按照正常的用药时间表服用即可。

具体建议，请查看处方随附说明，或致电药剂师和医生寻求指导。

以下症状和体征可能是心力衰竭的表现。如遇以下情况，请立即联系医生：

- 呼吸急促
- 夜间憋醒
- 虚弱或疲倦
- 体重迅速增加（水液潴留导致）
- 下肢水肿

噻唑烷二酮类药物的副作用还包括骨质疏松（骨折风险增加）、贫血和体重增加等。吡格列酮的使用与膀胱癌的发生风险增加相关。

注意事项

单独服用噻唑烷二酮类药物不会引起低血糖，但与磺脲类药物或胰岛素合用时可能会发生低血糖。

噻唑烷二酮类药物可导致避孕药效果不佳。此外，对于无排卵但尚未绝经的女性来说，服用噻唑烷二酮类药物可能导致再次排卵，因此应注意避孕。

格列奈类药物

格列奈类药物的化学结构与磺脲类药物不同，但作用类似。

格列奈类药物能使胰腺迅速而短暂地释放胰岛素。由于格列奈类药物起效快、作用消失得也快，所以宜与食物同服，这样药物可在血糖水平最高时起效。

目前，美国食品药品管理局仅批准了那格列奈和瑞格列奈两种药物上市。医生可能会根据您的肝脏和肾脏情况决定您是否适用该类药物。

可能的副作用

与磺脲类药物相似，格列奈类药物也可能引起低血糖。但是，由于其作用时间短，所以，格列奈类药物的低血糖风险相对较低。此外，有人服用格列奈类药物后可能会感到胃部不适。

注意事项

不进食，就不服药。如果您正在服用其他药物，请注意可能的药物相互作用。

二肽基肽酶Ⅳ抑制剂

二肽基肽酶Ⅳ抑制剂类药物可与饮食、运动配合使用以改善2型糖尿病患者的血糖控制情况。这类药物也可作为附加治疗与其他降糖药联合使用。

二肽基肽酶Ⅳ抑制剂类药物包括阿格列汀、利格列汀、沙格列汀和西格列汀。它们主要通过抑制胰高血糖素样肽-1的分解来发挥作用。胰高血糖素样肽-1由肠道分泌，可在餐后促进胰岛素产生——仅在血糖水平高的情况下起作用。

可能的副作用

二肽基肽酶Ⅳ抑制剂类药物最常见的副作用是呼吸道感染、咽痛和腹泻。二肽基肽酶Ⅳ抑制剂类药物也与急性胰腺炎的发生风险增加相关。

注意事项

如果您有肾脏问题、已怀孕、计划怀孕或正在哺乳，请在服用此类药物前咨询医生。

口服降糖药的联合使用

联合用药的目的是使降糖药的作用最大化。通过联合使用不同类别的口服降糖药，可以从不同的机制来控制血糖。最常见的联合用药方法是同时服用两种不同类别的药物，也可以服用复方降糖药。

一些医生会给患者同时开三种口服降糖药。三药联合治疗的益处仍需更多研究来证实，但如果联合使用两种口服降糖药不能达到目标，这也是一个可能的选择。

联用磺脲类药物和二甲双胍

磺脲类药物通常是联合用药的基础，因为它能够促进胰岛素分泌。联用磺脲类药物和二甲双胍是研究最充分的方案。联合用药似乎比单药治疗更为有效。二甲双胍可以帮助超重者避免体重增加，有时甚至可以减轻体重。这一方案的副作用主要包括恶心、腹泻和低血糖风险。

联用磺脲类药物和噻唑烷二酮类药物

当使用大剂量磺脲类药物效果不理想，或者存在超重、严重胰岛素抵抗时，可以在磺脲类药物的基础上加用噻唑烷二酮类药物。这一方案会增加低血糖的发生风险，因为噻唑烷二酮类药物可以增加机体对胰岛素的敏感性，而磺脲类药物会刺激胰岛素分泌。这一方案也可使体重增加的风险上升。

联用二甲双胍和二肽基肽酶Ⅳ抑制剂

联合使用二甲双胍和二肽基肽酶Ⅳ抑制剂可有效控制血糖，但不会增加低血糖的发生风险。

二甲双胍和α-葡萄糖苷酶抑制剂联合使用时，可能产生的副作用与单药使用时相同。

复方降糖药

美国食品药品管理局批准了四种复方降糖药：
· 格列吡嗪＋二甲双胍
· 格列本脲＋二甲双胍
· 罗格列酮＋二甲双胍
· 西格列汀＋二甲双胍

尽管使用复方降糖药很方便（因为要吃的药片少），但也要权衡利弊。例如，服用复方降糖药出现副作用时，很难判断是由哪种药物引起的。但如果您服用的是两种不同的药片，医生就会建议您每次停服一种药，从而判断副作用与哪种药物有关。此外，使用复方降糖药往往比服用两种药物的花费要多一些。

口服降糖药和胰岛素

联合使用口服降糖药和胰岛素可以增加疗效。这种联合用药方式可以减少您的胰岛素用量，还可以减轻与胰岛素治疗相关的体重增加。

磺脲类药物和胰岛素

睡前在常规磺脲类药物基础上增加胰岛素可以改善血糖控制。乍看之下，磺脲类药物和胰岛素联用仿佛并不可行，因为它们都能提高机体的胰岛素水平。但是，这一方案可促进胰岛素在机体各部位的循环。加用磺脲类可以使您通过更低剂量的胰岛素实现同等程度的血糖控制。

这种疗法称为BIDS（睡前胰岛素加日间服用磺脲类药物），当磺脲类和二甲双胍联合治疗无效时可以考虑。

二甲双胍和胰岛素

与上一方案相似，二甲双胍与胰岛素联合使用可以降低胰岛素使用剂量。二甲双胍可增加肝脏对胰岛素的敏感性，从而增强胰岛素的效力。二甲双胍也可抵消胰岛素相关的体重增加。事实上，这一方案甚至可能导致体重下降。

α-葡萄糖苷酶抑制剂和胰岛素

阿卡波糖是一种α-葡萄糖苷酶抑制剂，FDA已批准其与胰岛素合用。阿卡波糖可减缓碳水化合物的吸收，从而降低胰岛素的需求量，但同时也增加了胰岛素治疗发生低血糖的风险。

噻唑烷二酮和胰岛素

如果您的血糖控制良好，胰岛素与噻唑烷二酮联合治疗可减少您的胰岛素日需求量。如果您的血糖控制不理想，加用噻唑烷二酮可能有助于血糖控制。然而，这一方案可导致显著的体重增加，因此并不推荐。

这一方案的副作用包括低血糖、水液潴留和增加心衰风险，以及其他噻唑烷二酮的副作用。

胰岛素和2型糖尿病

胰岛素是1型糖尿病的必备药物，但治疗2型糖尿病也有效。您可以单用胰岛素，也可以将其与口服降糖药联合使用。如果您因为胰腺分泌胰岛素不足或其他药物反应不佳而导致糖尿病控制不理想，医生可能会建议您注射胰岛素。如果出现以下情况，您的医生也可能首先考虑用胰岛素：

· 空腹血糖水平显著升高——超过16.7毫摩尔/升，同时尿酮体水平较高

· 空腹血糖水平显著升高，出现典型的糖尿病体征及症状（如过度口渴、尿频）

· 妊娠期糖尿病，饮食控制效果不佳

此时您可能需要短期使用胰岛素来控制病情，亦可长期用药来将血糖维持在安全范围内。

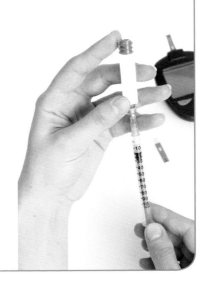

注射用药物

虽然不像口服药物那样常用，但是注射药物为治疗2型糖尿病提供了其他选择。

艾塞那肽

艾塞那肽（Byetta，Bydureon）属于肠促胰岛素类似物，可以模拟肠促胰岛素类的作用。 Byetta可填入预充式的胰岛素笔，每日两次在大腿、腹部或上臂进行皮下注射。Bydureon是一种长效药物，每周只需注射一次。

艾塞那肽模仿由肠道分泌的胰高血糖素样肽-1（GLP-1），在餐后血糖水平高时

促进胰岛素产生。而其他胰岛素促泌剂则无论血糖水平如何，均促进胰岛素产生。

艾塞那肽也可降低食欲，从而减少胰高血糖素的释放，抑制餐后血糖上升。艾塞那肽也可能会减慢胃排空速度。

艾塞那肽可与二甲双胍或磺脲类药物或二者联合使用。艾塞那肽可能会降低食欲，使您进食减少，从而导致中等程度的体重下降。

可能的副作用

艾塞那肽最常见的副作用是恶心，通常可自行缓解。其他副作用包括呕吐、腹泻、头晕、头痛和胃酸过多。艾塞那肽和磺脲类药物同服可增加低血糖风险。降低磺脲类药物剂量可以降低这一风险。艾塞那肽也可增加急性胰腺炎和肾功能下降的发生风险。

利拉鲁肽

像艾塞那肽一样，利拉鲁肽（Victoza）通过模拟GLP-1的部分作用来刺激胰岛素产生。当血糖水平升高时，利拉鲁肽刺激胰岛素产生，减少胰高血糖素释放，且可以减缓胃排空。利拉鲁肽也可能降低食欲。

利拉鲁肽可填入预充式的胰岛素笔，每天注射一次。与艾塞那肽相同，利拉鲁肽也可以与一线药物（如二甲双胍）联合使用。

可能的副作用

最常见的副作用是恶心、腹泻和呕吐。利拉鲁肽可增加急性胰腺炎的发生风险。

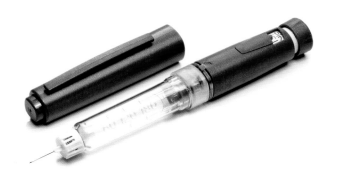

普兰林肽

普兰林肽（Symlin）可模拟由胰腺分泌的胰淀素的作用，是首款胰淀素类似物药物。

您可以在餐前即刻将普兰林肽注射到您的上腹部或大腿，同时注射速效胰岛素（用另一注射器）。这样可以减缓餐后胃排空，从而降低葡萄糖入血的速度。

普兰林肽似乎也与中等程度的体重下降相关。普兰林肽适用于需用胰岛素但尚未达到目标血糖水平的1型或2型成年糖尿病患者。

可能的副作用

普兰林肽最常见的副作用是恶心，通常可自行缓解。其他副作用包括呕吐、腹痛、头痛、疲劳和头晕。

此外，普兰林肽与严重的胰岛素诱发低血糖风险增加有关（见于注射后3小时内），特别是1型糖尿病患者。严重的低血糖使人难以清晰思考或驾驶。

肾脏透析

良好的血糖和血压控制是预防肾脏病变的两个关键因素。长期肾脏病变可导致慢性肾功能衰竭（终末期肾病），这是一种严重的、危及生命的疾病。此时，肾脏无法从血液中去除有害的代谢废物，而且体内会潴留过多液体。

无论是1型还是2型糖尿病，当肾脏无法正常工作时，您有两种选择：透析或肾移植。许多人在等待肾移植的过程中也需要透析。

此外，还可进行胰腺和胰岛细胞移植等，试图恢复胰岛素的产生能力。任何类型的移植手术都需要评估您是否：

· 足够健康，可以耐受手术和移植后终身服药

· 存在移植禁忌

· 能遵医嘱服药

· 意愿强烈，愿意等待供体器官（通常耗时较长），有亲友支持渡过难关

什么是肾脏透析

肾脏透析是当肾脏无法正常工作时，利用人工手段从血液中去除代谢废物和多余的液体。两类主要的透析方式是：血液透析和腹膜透析。

血液透析

血液透析是最常见的透析形式。血液透析通过人工肾脏（透析仪）过滤血液，去除多余的液体、化学物质和代谢废物。血液通过手臂上的接入点（在自身血管或一段留置管上手术开通）从体内抽出，进入人工肾脏。

开通接入点的手术通常在开始透析前几个月完成，以便有足够的时间愈合。大多数人每周需要透析三次，每次需要3~5个小时。透析治疗通常在透析中心完成，但在有人帮助的情况下也可以在家中完成。

透析期间可能出现血压不稳定、低血压、痉挛、胃部不适等副作用。此外，药物（如血液稀释剂、降压药和铁补充剂）和饮食调整也应同步进行。

腹膜透析

腹膜透析利用腹部（腹膜腔）的小血管网来过滤血液。首先，外科医生将一根小而柔软的导管植入腹部，待其愈合。此后您可以使用下面描述的某项方法进行透析。

这两种方法都是向腹腔注入透析液，去除代谢废物、化学物质和多余的液体后再从腹腔抽出。每个循环称为一次交换。腹膜透析使您更为自由，因为您无须前往透析中心进行治疗。腹膜透析主要的潜在并发症是感染、体重增加和疝。

连续非卧床腹膜透析（CAPD）

CAPD可以在家中、单位或任何清洁区域进行——您可以手动完成交换，而无须使用机器。每次交换需要30~40分钟，每天进行4~5次。两次交换之间的日常活动可照常进行。

连续循环腹膜透析（CCPD）

又名自动腹膜透析。CCPD需要一台机器，机器可自动将清洗液注入腹腔，并

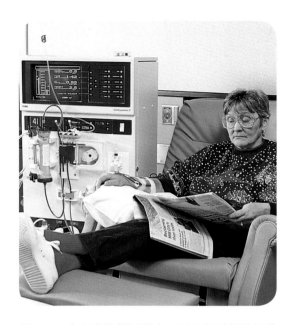

图6-5　在血液透析过程中，针头通过特殊的接入点插入您的手臂。血液通过针头和特殊的导管进入透析机，该机器每次过滤几十毫升的血液。过滤后的血液通过另一根针返回身体。在接受治疗的同时，您可以阅读、看电视、睡午觉或进行其他静态活动。有些人利用这段时间打电话

在夜间睡眠时分次抽出。这让您在白天更加自由，但是夜间需要连接机器10~12个小时。

CAPD和CCPD

如果体重超过79 kg，或是体内废物过滤慢，您可能需要联合使用CAPD和CCPD才能保证合适的透析剂量。

缺点

由于需要频繁接受治疗，透析可能会显著改变您的生活方式。您还必须遵循特定的饮食计划，来管理蛋白质、液体、盐（钠）、钾和磷的摄入量。

对于腹膜透析，您必须小心操作，谨防导管入腹的开口处发生严重

接入点护理

在开始血液透析之前，外科医生会开通一个接入点，在治疗期间血液从此处离开机体，再从此处返回。为了防止接入点受伤及感染，请注意：

- 保持临近区域清洁
- 请勿用接入点所在手臂测量血压或抽取与透析无关的血液标本
- 请勿用接入点所在手臂抬起重物或对其施加压力
- 请勿用紧身衣物或首饰覆盖接入点
- 每天检查接入点处的脉搏
- 睡觉时请勿枕、压接入点所在手臂

的腹部感染。此外，许多透析者容易出现睡眠障碍、骨骼问题、积液和其他严重问题。

肾移植是恢复肾功能和规律生活的最佳选择，也为长期生存提供了更好的条件。但这并非没有风险，而且往往需要等待很长时间。

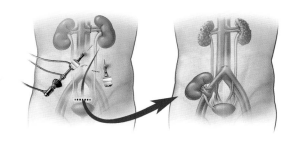

图6-6　在微创活体供肾移植手术中，外科医生使用小切口将肾脏从供体中取出并将其植入受体

肾移植

成功的肾移植手术并不能治愈糖尿病引起的肾脏病变，但它可以恢复足够的肾脏功能，帮助您提高生活质量，免于透析治疗。

肾移植的类型

肾移植有两种类型：从已故供者或活体供者身上获取肾脏。

由于很少有人成为活体捐献者，所以从死者处获得肾脏更为常见。供者—受者匹配要考虑血型、组织类型和抗体检测（交叉配对）。抗体检测可以评估受者体内是否有针对供者的抗体。活体供者具有以下优点：

· 如果供者是直系亲属，匹配成功的概率更高
· 评估供者及供体器官的健康状况更容易
· 无须排队等候移植
· 手术可以预先安排，而非在供者死亡时紧急启动

手术和随访

受损的肾脏一般不会被切除。外科医生会将新的肾脏置于下腹部。新肾脏的血管将吻合到下腹部的血管上。连接新肾脏和膀胱的管道（输尿管）将吻合到膀胱上。即使您和供者高度匹配，也可能会发生免疫排异，因此需要药物抑制免疫系统活性。您可能需要终身服用这些药物。

免疫抑制治疗可能会引起副作用，如满月脸、体重增加、痤疮、面部毛发增生

和胃部问题。副作用可能会随时间推移而缓解。有些免疫抑制治疗可能会增加高血压、高胆固醇血症和癌症等疾病的风险，或者使上述疾病恶化。

由于免疫抑制治疗会使您更容易感染，医生也可能会开具抗细菌、抗病毒和抗真菌的药物。治疗方案需要在防排异反应和控制副作用之间寻求平衡。

其他移植手术

研究人员希望未来能找到一种预防或阻止糖尿病的疗法。目前距离治愈还有很长的路要走。不过，胰腺移植和胰岛细胞移植可以使部分患者无须每日注射胰岛素。

胰腺移植

如果您患有糖尿病并且出现肾功能衰竭（也需要肾移植），或者对标准胰岛素治疗反应不佳，那么胰腺移植是一个可供考虑的治疗选择。

成功的胰腺移植意味着无须使用胰岛素来控制血糖，或者不再出现严重的高血糖和低血糖发作。然而，这并不意味着治愈。胰腺移植风险很高，严重时可危及生命，特别是在合并心血管疾病时。

移植中心将评估您是否符合移植要求，包括健康状况和情感因素，标准与肾移植类似。

胰腺移植包括几种不同的类型。血型、组织类型和抗体检测是各类胰腺移植成功的关键因素。大多数胰腺移植是从已故供体中移植整个胰腺。

胰肾联合移植

一半以上的胰腺移植是伴随肾脏移植同时进行的。这样可以为受者同时植入健康的肾脏和胰腺，以期减少未来发生糖尿病相关肾脏损害的可能。在大多数情况下，上述器官来自同一位已故供者。这种联合移植有助于两个器官更好地存活。

肾移植后胰腺移植

肾移植手术成功后，您可以接受胰腺移植手术。治疗目标类似于胰肾联合移植。新胰腺的正常胰岛素分泌功能可以降低糖尿病相关肾脏损害的风险。

单纯胰腺移植

当肾脏功能正常或接近正常时，可进行单独胰腺移植。当您尽最大努力仍无法满意控制血糖或频繁出现胰岛素反应时，医生可能会建议您采用这一方案。

如果您的胰岛素治疗和其他疾病控制策略可以奏效，那么进行单独胰腺移植可能不是一个好的选择。2003年的一项研究表明，肾脏仍有功能、接受单独胰腺移植的患者生存率明显低于使用胰岛素和其他常规治疗的患者。胰肾联合移植比单独胰腺移植成功率更高。

胰岛细胞移植

胰岛细胞移植只为受者植入供者胰腺中产生胰岛素的细胞，而非植入供者的整个胰腺。随着这一技术的发展，胰岛细胞移植可能成为1型糖尿病患者的另一选择（见后文）。

手术和随访

术中，您自己的胰腺很可能不会被切除。外科医生会将新胰腺及附着的小部分小肠植入您的腹腔下部。新胰腺会立即开始工作，而旧胰腺将继续执行其他功能。

移植后治疗是在预防排异反应和控制副作用之间寻求平衡。胰腺移植的预后因移植中心的专业水平和经验积累、受者的年龄和健康状况以及供者器官的状态等因素而异。

胰岛细胞移植

如前所述，胰岛细胞移植对于部分1型糖尿病患者来说前景良好。这种手术只将供体胰腺中产生胰岛素的细胞植入受者体内，无须移植整个胰腺。

胰腺中遍布着特化的胰岛细胞（即朗格汉斯岛），可以产生胰岛素。免疫系统通常能够保护机体免受病毒和细菌攻击，但在1型糖尿病中，免疫系统功能紊乱时会开始攻击自身的胰岛细胞。

胰岛细胞移植与胰腺移植有一些相同的益处，但这是一种微创手术。然而，移植的胰岛细胞存活时间不如全胰腺移植长。胰岛细胞移植术也是有风险的。随着越来越多的人参与到相关临床试验中来，胰岛细胞移植的安全性、长期效果和治疗前景也将愈加清晰。

它是如何工作的

目前胰岛细胞移植术主要基于美国国立卫生研究院（NIH）制定的标准（方案）。制定相关标准的NIH工作组由来自多家胰岛细胞移植中心的研究人员组成。

当供者器官转运到移植中心后，实验室技术人员提取胰腺中的胰岛细胞并将其净化。介入科医生或外科医生通过微创手术进行胰岛细胞移植。

在影像引导下，介入科医生或外科医生将一根导管通过腹腔的开口引向通往肝脏的血管（门静脉）。胰岛细胞通过这根导管注入肝脏。注入的胰岛细胞附着在肝脏各处的小血管上。肝脏是移植的理想部位，因为它比胰腺更容易到达，而且胰岛细胞在肝脏似乎可以很好地执行功能。

大约移植一百万个胰岛才能在中等身材的受者身上显示出效果。可进行多次细胞输注直到满足胰岛素产量要求。

机体会把新细胞视为新器官，所以移植成功有赖于免疫抑制治疗。此外，由于器官供者较少，胰岛细胞移植的开展是受限的。

它效果如何

2001年，美国国立糖尿病消化病肾病研究所启动了联合胰岛移植研究（CITR），来收集并分析美国及加拿大中心开展的胰岛细胞移植数据。

CITR的2010年度报告分析了571个人的数据。在末次胰岛细胞输注后的第一年中，约60%的人无须使用胰岛素。第二年结束时，仍无须使用胰岛素的比例降至约50%。然而，脱离外源胰岛素状态难以长期维持，最终大多数受者需要再次使用胰岛素。

NIH资助了一项研究胰岛细胞移植的临床试验，于2014年得到结果。近年来胰岛细胞移植相关研究可能使这一技术在1型糖尿病患者中得以更广泛地应用。

第七章

保持健康

史蒂文·A. 史密斯博士有话说

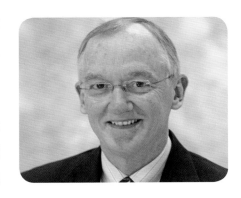

"保持健康、降低慢性病风险就像骑自行车一样……您是那个通过蹬车，为自行车在健康之路上前行提供能量的人。"

保持健康、降低慢性病风险就像骑自行车一样。它需要您实施有效的自我管理，从而预防或减缓并发症的进展。糖尿病的自我管理包括营养、运动、药物、自我监测、解决问题、降低风险和社会心理层面的调整。

史蒂文·A. 史密斯，医学博士，
内分泌学专家

有时您可能觉得自己在骑独轮车，但实际上它是一辆自行车。您是那个通过蹬车，为自行车在健康之路上前行提供能量的人。"自行车"的框架为您的自我管理工作提供重要支持。它包括影响您的日常决定的家人、朋友、工作和医疗保健系统。您的医疗保健团队是前轮，为您提供方向和指导，但他们不提供能量。骑这辆自行车的还是您自己。

在您和医疗保健团队之间起连接作用的自行车框架通常引导着合作以及建设性的互动。

本章强调定期检查和预防性护理的重要性。制订行动计划是一个很好的开始。请确保计划是现实可行的，可以成为您生活的一部分。请定期重新评估这一行动计划，并自问："我是否达到了我设定的目标？"如果答案是否定的，可以跟家人、朋友和医疗团队共同解决问题，回到正轨。

"生活就像骑自行车：除非停止蹬踩，否则您永远不会倒下。"

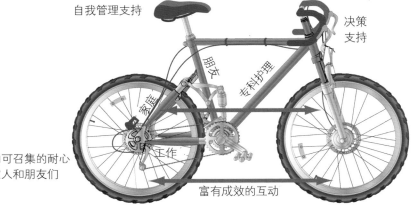

您的医疗保健团队

糖尿病的成功管理通常涉及多名专业人士的合作。您的医疗保健团队可能包括以下成员：

主诊医生。找一位专攻糖尿病的医生，例如有资质的内分泌专科医生。

护士。最好是有资质的糖尿病教育者，可以帮助您了解更多病情相关信息，并为您提供自我护理相关建议。

营养师。营养师可以与您一起制订健康饮食计划，帮助您控制血糖水平。

眼科医生。一位具备糖尿病相关专业知识的眼科医生或验光师，可以对眼部病变进行早期监测。

糖尿病足专科医生。擅长糖尿病相关足部病变的医生可以监测和治疗足部问题（如老茧或溃疡），并帮助您学习如何预防可能出现的问题。

其他专业人士。根据您的需求，看肾脏专科医生、神经科医生或心理医生可能也对您有好处。请寻找有糖尿病相关工作经验的人。

什么是有资质的糖尿病教育者？

在美国，有资质的糖尿病教育者（C.D.E.）指通过糖尿病教育国家考试的专业人员，有资格就糖尿病管理相关知识进行指导。虽然糖尿病教育者通常是护士或营养师，其他专业人员如医师、助理医师和药剂师也可以取得资质。（目前中国在糖尿病教育者培训、认证方面的工作尚未开展，患者主要向糖尿病专科医生进行咨询。）

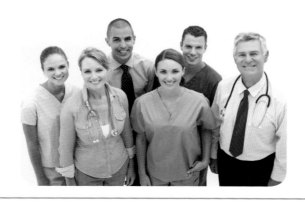

确诊糖尿病后几周至几个月内，糖尿病管理应该开始成为常规。您会逐渐找到监测血糖、服用药物、运动和饮食的套路。

但您可能经常会想："我做得怎么样？"您想知道自己在控制血糖方面的努力是否得到了回报。

您可以通过与医疗团队保持定期联系并确保自己定期接受恰当检查来找到这一问题的答案。这些检查可以评估您在控制血糖方面做得如何，并发现潜在的问题或并发症。定期检查使您有机会向医疗团队询问实现目标的建议。

应该多久去见一次医生或医疗团队中的其他成员，取决于您的健康状况。如果您无法将血糖控制在较低水平或者正在更换药物，可能需要每周联系医疗团队的成员，甚至可能需要更频繁地检查。

但是，一般来说，如果您感觉良好并将血糖维持在您与医生共同认可的范围内，那么您每年需要去看医生的次数可能不会超过4次。如果您能达到并维持自己的血糖控制目标，那么就医次数可以进一步减少。

年度检查

即使您的糖尿病控制得当，每年至少看一次医生十分重要。通过年度检查，医生可以帮您检查是否存在潜在的并发症，而且可以和您讨论目前治疗计划的执行状况。

期待什么

医生可能会通过询问血糖值和一般健康状况来开始检查：

您感觉如何？

您是否有任何新症状或问题？

您的血糖能否保持在目标范围内？

请将您的每日血糖检测记录在就诊时一并带来供医生参考，这很重要。许多医生也在办公室通过高科技设备来获取血糖仪结果，以助于进行讨论。请与医生讨论所有高血糖或低血糖发作的情形，以便确定诱因。

您可能想要与医生或糖尿病教育者讨论的其他问题包括：

- 治疗计划的临时调整，包括为了适应血糖变化而调整药物
- 执行治疗计划过程中遇到的问题
- 遇到的情感和社交问题
- 吸烟和饮酒习惯上的变化

在您的检查过程中，医疗团队成员也可能会检查您的血压、体重、足部和尿液。

检查您的血压

高血压会损害您的血管。患有糖尿病时，血管疾病的风险也会增加。糖尿病和高血压往往是相关的，而且二者同时存在会显著增加并发症的风险。控制高血压有助于预防并发症。

检查您的体重

如果您患有糖尿病并且超重或肥胖，那么减肥有助于控制血糖——体重增加则会让您更难控制血糖。如果您服用降糖药，体重减轻可能会减少您的药物需求。

检查您的足部

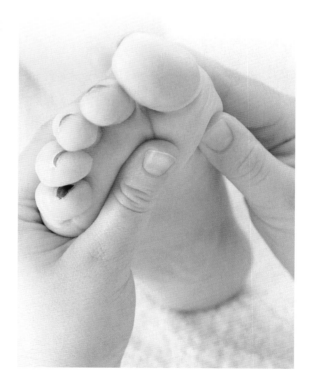

每次就诊时，您都应该对足部进行简要检查。每年至少进行一次全面的足部检查。全面检查时，医生会关注：

- 皮肤破裂，可能导致感染
- 足部有脉搏提示血液循环良好，有触觉提示感觉神经正常
- 正常的运动范围，确保没有肌肉或骨骼损伤
- 骨骼变形或压力增加的迹象

（如老茧），提示您目前的鞋可能不再适合穿着。

　　如果发现上述问题，请定期进行足部检查，以确保情况没有恶化。如果您无法亲自检查，请向家人或好友寻求帮助。

必要的血液和尿液检查

　　简单的血液和尿液检查可以发现糖尿病并发症（例如肾脏病变）的早期征兆。越早发现并处理新发问题，就越有可能停止或至少减缓损害。

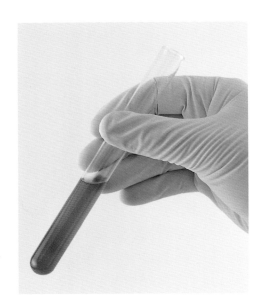

应当进行的重要检查

　　以下四项检查对糖尿病患者尤为重要。其中三项为血液检查，另外一项为尿液检查。

A1C检查

　　A1C也称为糖化血红蛋白，可以有效地反映您的血糖控制情况。A1C检查可以反映过去两到三个月的平均血糖水平，不同于其他只反映特定时间点血糖水平的检测。

什么原理

　　部分血液中的葡萄糖可以附着在血红蛋白（红细胞中的一种蛋白质）上，附有葡萄糖的血红蛋白被称为糖化血红蛋白（A1C）。

　　为了检测您的A1C水平，通常从臂部静脉抽血后将样本送至实验室进行分析。尽管已有一些家用检测试剂盒，但这项检测对操作正确性的要求很高。A1C检测结果可以反映血红蛋白糖化的比例。

正常范围可能因实验室而异，但最常见的是：

·非糖尿病患者，正常值为4%~5.6%

·5.7%~6.4%提示糖尿病前期；如果您曾被诊为糖尿病，这一数值表明您的血糖控制良好

·小于7%是大多数糖尿病患者的理想目标

·超过8%提示您可能需要改变治疗计划

请与医生沟通，确定具体目标。尽管A1C水平低于7%是一个常用目标，但当您怀孕或者因其他原因需要严格控制血糖时，医生可能会建议您将血糖尽量控制在接近6%的水平。低于8%的目标适用于有低血糖风险的人。

如果您在其他地方进行过检查，而您现在找新的医生就诊，那么医生在解释您的检查结果时，考虑到参考范围存在变化是很重要的。

应该多久检查一次

如果您的治疗最近发生了变化，或是您未能达到血糖控制目标，医生可能会推荐您每三个月查一次A1C。如果您能够控制血糖水平并达到治疗目标，建议每年至少进行两次A1C测试。

它有什么意义

A1C测试有很多意义。比方说，您难以维持正常的血糖水平，医生要考虑是开具药物还是给您更多时间来改善饮食和锻炼。医生可能会让您将锻炼时间延长两三个月，然后让您复查A1C。如果A1C水平有所改善，提示增加运动即可实现血糖控制目标，无须开具药物。

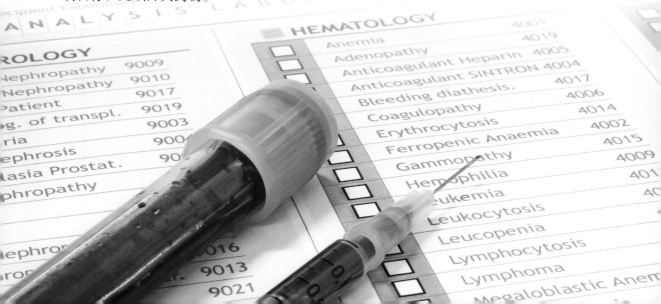

此外，这项检查可以提醒您和医生注意潜在的问题。如果您已经连续数月或数年A1C水平正常，A1C水平的突然异常可能提示您需要改变治疗计划，包括更频繁地监测血糖。A1C水平也可提示糖尿病并发症的风险——A1C水平越高，风险就越大。

血脂检查

血脂检查可检测血液中的脂肪（脂质），包括胆固醇和甘油三酯，需要从臂部静脉抽血并送往实验室。为保证结果准确，最好在抽血前禁食9~12小时。

检查结果可以提示心脏疾病的风险。血脂检查通常包括：

低密度脂蛋白（LDL）胆固醇。这种"坏"胆固醇可促进动脉中的脂质沉积（斑块）。这些斑块会减少心脏和其他重要器官的血液供应。

高密度脂蛋白（HDL）胆固醇。这种"好"的胆固醇可以清除体内多余的胆固醇，有助于预防心脏疾病。这样可以保持动脉开放，使血液循环更通畅。

甘油三酯。血液中正常水平的甘油三酯可以帮助机体储存能量，这是维持健康所必需的。但高甘油三酯水平会增加心血管疾病的风险。

总胆固醇。总胆固醇是血中低密度脂蛋白胆固醇、高密度脂蛋白胆固醇和部分甘油三酯的总和。总胆固醇水平高可能会增加您患心血管疾病的风险。

应该多久检查一次

非糖尿病患者需要至少每5年进行一次血脂检查——如果血脂高于正常水平，或者有高血脂家族史，则应增加检查频率。

糖尿病患者应当至少每年进行一次血脂检查，如未达标则应增加检查频率。

如果您的血脂值处于低风险水平——LDL低于5.6毫摩尔/升，HDL高于2.8毫摩尔/升，甘油三酯低于8.3毫摩尔/升，每两年查一次血脂就足够了。

但是，如果您患有心血管疾病，医生可能会建议您使用他汀类药物控制LDL胆固醇水平低于3.9毫摩尔/升。请和您的医生讨论血脂控制目标。

它有什么意义

血脂水平上升提示医生注意血管损害风险。糖尿病可以加速血栓和动脉硬化的进展，这会增加心梗、中风和下肢血液循环障碍的风险。

了解血脂水平也有助于医生确定您是否可以从降胆固醇或甘油三酯药物中获益。

饮食和运动是高血脂的第一道防线，它们的作用与在糖尿病管理中类似。如果这些措施无效或您的LDL或甘油三酯水平仍高于目标值，医生可能会为您开具降脂药。

血清肌酐检测

血清肌酐检测可以提醒您和医生关注肾脏问题。

肌酸是一种为肌肉收缩提供能量的蛋白质，而肌酐是肌酸的一种代谢产物。血液中通常有少量但相对恒定的肌酐。如果血液中的肌酐水平超过正常值，则提示您的肾脏已经受损并且无法正常工作（肾功能不全）。肌酐水平越高，肾脏病变越严重。

血清肌酐的正常值因性别、肌肉量和其他因素而有所不同，因此请向医生咨询适用于您的正常值范围。不同实验室的正常范围可能略有不同。

在妙佑医疗国际，正常范围是：

· 男性：0.9~1.4毫克/分升

· 女性：0.7~1.2毫克/分升

在家中进行尿液检测

目前有不同类型的家用尿液检测试剂盒，但它们的质量良莠不齐——有些并不可靠。用这些试剂盒，您可以检测：

· 酮体

· 葡萄糖和酮体

· 微量蛋白质（微量白蛋白尿）

酮体试剂盒也有条带形式，可以检测部分酮类物质。酮体试纸条通过颜色变化显示结果。

一些医生建议把尿液标本送到实验室进行微量白蛋白尿检查。医生会解释这些结果。请向您的医生咨询更多信息。

应该多久检查一次

您应该每年进行一次血清肌酐检测。

如果您已有肾脏受损，或者服用的药物可能会对肾脏产生有害影响，那么医生可能会建议您增加检测频率。

它有什么意义

了解肾脏功能非常重要，因为肾功能会影响许多医疗决策，包括可以使用哪些药物，以及应该将血压控制到什么程度。

尿蛋白检测

检测尿液中微量蛋白质（白蛋白）的测试，称为尿微量白蛋白检测，也用于评估肾脏健康状况。

功能正常的肾脏可以滤除血液中的代谢废物，通过尿液排出。蛋白质和其他有用的物质仍然留在血液中。肾脏受损时则情况相反——废物会留在血液中，而蛋白质会渗漏入尿液。

用尿常规检查所需的尿液量即可对尿蛋白进行筛查。标本收集很容易，门诊即可完成，通常可以提供准确的信息。

另一种方法是将24小时内的所有尿液收集在专门的容器中，然后送交医疗机构进行分析。

当您的肾脏刚开始出现问题时，渗漏的蛋白质量通常很少。糖尿病患者可能在患病多年之后才出现更严重的肾脏病变。

通常可以按下列标准解读您的尿液检测结果，以漏出的蛋白质量（毫克）来衡量：

- 少于30毫克为正常
- 30～299毫克提示早期肾脏病变（微量白蛋白尿）
- 300毫克及以上提示晚期肾脏病变（蛋白尿）

其他原因也可能导致尿液中出现蛋白质。因此如果您的尿蛋白检查结果高于正常值，可能需要复查。

应该多久检查一次

您应当在确诊1型糖尿病5年后或确诊2型糖尿病后立即开始尿蛋白检测，每年一次。糖尿病妇女在怀孕期间也推荐进行该项检查。

它有什么意义

尿蛋白检测可以提醒您和医生注意肾脏损害。将血糖水平保持在正常或接近正常的范围内，有助于预防肾脏病变的进展。

控制高血压对预防肾脏损害加重也很重要。血管紧张素转换酶（ACE）抑制剂类降压药有助于保护肾功能，通常用于有肾脏损害的患者。

其他类型的降压药也可能是有益的，您可能需要不止一类药物。

低蛋白饮食可以通过减轻肾脏负荷来改善蛋白质渗漏情况。如有需要，糖尿病教育者可以为您提供有关低蛋白饮食的建议。

检查、检验和快速检查

如果您患有糖尿病，您需要定期进行检查及检验来对现有或潜在的健康问题进行监测。检验结果可能对您治疗计划的调整有提示意义。

检测内容	频率
血压检查	每次门诊
体重检查	每次门诊
足部检查	门诊时简单检查；每年至少1次全面检查
眼部检查	至少每年1次，如有眼病、糖尿病控制不佳、高血压、肾病或怀孕时应当增加检查频率
A1C（糖化血红蛋白）检测	如能达到治疗目标且血糖水平稳定，每年至少检查2次；如果未达治疗目标或者改变治疗方案，每3个月检查1次
脂质（胆固醇和甘油三酯）监测	至少每年1次，可以根据需要增加检测频率；低风险者（LDL＜5.6毫摩尔/升，HDL男性＞2.2毫摩尔/升、女性＞2.8毫摩尔/升，甘油三酯＜8.3毫摩尔/升）每两年检测一次
血清肌酐检测	每年1次，如合并肾脏疾病或服用肾毒性药物应当增加监测频率
尿蛋白（白蛋白）检测	每年1次，自确诊1型糖尿病5年后或确诊2型糖尿病后即刻开始（也推荐糖尿病妇女妊娠期间进行）

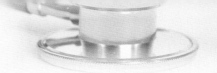

血液相关检查：关注您的血压和血胆固醇

除了监测血糖，您还需要关注血压和血胆固醇。

监测您的血压

糖尿病患者发生高血压的风险是非糖尿病人群的两倍。同时患有糖尿病和高血压十分危险。与糖尿病类似，高血压也会损伤血管。当您同患两病且控制不佳时，发生心梗、中风或其他危及生命并发症的风险会增加。

血压指循环血液对动脉壁的压力。血压越高，您的心脏就越难将血液泵往机体各处。血压值由2个数字组成，例如120/70毫米汞柱（mmHg）。第一个数字（较高的数字）是心脏收缩泵血时的峰值压力（收缩压），第二个数字（较低的数字）是当心脏舒张、血液回心时的压力（舒张压）。

血压目标和治疗

糖尿病患者的血压应保持在140/80毫米汞柱以下。如果您有肾脏病变，医生可能会建议您进一步降低血压。可以改善血糖的健康习惯——均衡饮食和定期运动，也有助于降低血压。如果您通过饮食和锻炼未能控制血压，医生可能会开具降压药。

美国糖尿病协会建议收缩压高于140毫米汞柱或舒张压高于90毫米汞柱时开始药物治疗。如果您的收缩压在130～139毫米汞柱，或是舒张压在80～89毫米汞柱，那么医生可能会鼓励您改变生活方式3个月，如未能达标再开始药物治疗。糖尿病患者最常用的降压药包括血管紧张素转换酶（ACE）抑制剂、血管紧张素Ⅱ受体阻断剂和噻嗪类利尿剂。这些药物的副作用很少，且有助于保护您的肾脏和心脏——糖尿病患者容易受累的两个器官。

关注您的胆固醇

高水平的胆固醇和甘油三酯会增加心梗和中风的风险。健康的生活方式至关重要，关键是降低饱和脂肪、反式脂肪和胆固醇的摄入量，并进行规律的体育锻炼。对糖尿病患者胆固醇的建议通常如下：

· 低密度脂蛋白（LDL或"坏"胆固醇）低于5.6毫摩尔/升

· 高密度脂蛋白（HDL或"好"胆固醇）男性高于2.2毫摩尔/升，女性高于2.8毫摩尔/升

· 甘油三酯低于8.3毫摩尔/升

如果您未能达标，医生可能会开具他汀类降胆固醇药物，特别是当您：

· 超过40岁

· 不满40岁，但有其他心血管疾病危险因素

· 患有心血管疾病

包括"心脏保护研究"在内的多项研究表明，服用他汀类药物可以降低糖尿病患者发生心梗或中风的风险，即便在胆固醇水平正常的患者中也是如此。对于怀孕的女性，不建议使用他汀类药物治疗。

研究还表明，如果您患有心血管疾病或有高危因素，每日服用阿司匹林可以显著降低40岁以上1型和2型糖尿病患者发生心梗和其他心血管并发症的风险。请向医生咨询阿司匹林治疗能否使您获益。如果您患有肝脏疾病，则不建议每日服用阿司匹林。

保护您的眼睛

糖尿病是导致20～74岁人群失明的主要原因。美国糖尿病协会（ADA）建议在确诊1型糖尿病5年后或确诊2型糖尿病后即刻请眼科专家（眼科医师或验光师）进行眼科全面检查。此后应当每年请专科医生进行一次眼科检查——如果眼部病变（视网膜病变）逐渐加重，应当增加检查频率。

如果您的糖尿病控制不佳、患有高血压、肾脏疾病或者怀孕，您可能需要每年就诊眼科多次。如果眼科检查正常且血糖得到控制，眼科医生可能会建议您每两到三年进行一次眼科检查。

不要等到视力出现问题才去看眼科医生。通常情况下，出现症状时永久性损害已经发生。

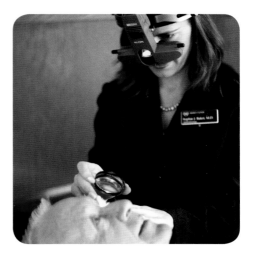

图7-1　在这种视网膜检查中，您躺下，医生帮助您使眼睛处于睁开状态，通过一束安装在他头上的明光进行检查

请选择一位擅长糖尿病视网膜病变的眼科专家。确保这位医生了解您患糖尿病的情况，并进行包括散瞳在内的全面检查。您的眼科检查可能包括许多项目。

视力测试

这一测试可以明确您的视力水平以及对矫正镜片的需求，可作为未来眼科检查的基线水平。

眼外部检查

眼外部检查可以评估您的眼球运动、瞳孔大小及其对光线的反应能力。

视网膜检查

进行视网膜检查时，眼科专家会将药水滴入眼内以扩张瞳孔，并检查视网膜和滋养视网膜的微小血管是否受损。这项检查对于糖尿病患者来说十分重要，因为视网膜损害是糖尿病最常见的并发症。

青光眼检查

青光眼检查测量的是眼内压。眼内压升高是青光眼的指标之一，青光眼可使视野逐渐缩小，导致视野狭窄及失明。糖尿病会增加青光眼发生的风险。

裂隙灯检查

通过裂隙灯检查，眼科医生可以对您的眼部结构（如角膜和虹膜）进行评估。医生也会关注白内障：白内障时晶体模糊不清，让您感到仿佛在透过蜡纸或脏窗户看世界。糖尿病可能会使白内障提前发生。

眼部摄影

如果您患有或疑有眼部损害，眼科医生可以用专门的相机进行摄影。这些照片旨在记录您的眼部状态，并为将来的检查建立基准。

保护您的双脚

糖尿病可能会对您的脚造成两种潜在的危险：损害足部神经，减少足部血供。

当足部神经网络受损时，疼痛感会减退。因此，您可能在没有意识到的情况下发生水泡或切割伤。

糖尿病会使您的动脉缩窄，从而减少流向足部的血液供给。滋养足部的血液减少时，伤口便更难以愈合。隐藏在鞋袜下未被注意到的伤口或疼痛可能迅速进展成更严重的问题。

每天检查双脚

请充分调动眼睛和双手，定期检查您的双脚。如果您无法看到足部全貌，请使用镜子或请家人、朋友帮忙检查这些位置。

关注这些常见的问题：

· 水泡、割伤和瘀伤

· 开裂、剥落和起皱

· 发红、红色条纹和肿胀

· 脚看上去比平日更粉、更淡、更暗或更红

保持双脚清洁干燥

每天用温水洗脚。为避免烫伤双脚，请用温度计测试水温。水温不应该超过32℃。或者用毛巾吸水后接触机体敏感部位（如面部、颈部或腕部）来测试水温。

使用柔软的毛巾或海绵以及温和的肥皂，以温和、按摩的方式洗脚。吸干或拍干您的皮肤。请不要擦拭，

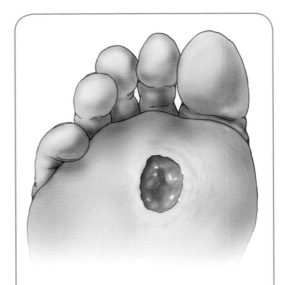

糖尿病会损害足部血供，引起神经损害。如果没有恰当的护理，很小的损伤也可以发展成难以治疗的开放性溃疡

以防不小心损伤皮肤。请小心晾干脚趾间隙以防真菌感染。

滋润您的皮肤

当糖尿病损害神经时，您可能会比平时出汗少，这使得您的皮肤尤其是足部皮肤变得干燥。皮肤干燥可导致发痒、破裂，增加感染风险。

保持血液流动

为了保持双脚血供，可在坐下时抬起双脚，并时常动一动脚踝和脚趾。不要长时间交叉双腿，也不要穿过紧的袜子。

穿干净、干燥的袜子

请穿可以从皮肤上吸汗的袜子，如棉袜和特殊丙烯酸纤维袜（而非锦纶袜）。避免那些带有松紧带（会阻碍血液循环）或者厚重的袜子。大号的袜子往往穿着不合适，也可能对您的皮肤造成刺激。

缝合处较厚的袜子可能会擦伤皮肤，请避免穿着。这种袜子可能会引起糖尿病患者的压疮。

仔细修剪趾甲

修剪脚指甲与脚趾平齐。注意磨平趾甲粗糙的部分，确保没有任何尖锐处会扎到相邻的脚趾。尤其注意不要损伤周围的皮肤。如果您注意到趾甲周围发红，请向您的医生或糖尿病足专家报告。

谨慎使用修脚工具

不要在老茧、鸡眼或囊肿上使用锉刀或剪刀，这样会伤到脚。另外，请勿在脚上涂抹化学药品，比如去疣膏。关于老茧、鸡眼、囊肿或疣的问题，请向医生咨询。

穿可以保护脚的鞋子

为了保护您的双脚，请遵循以下提示：

防冷防热

不要在脚上使用加热垫。穿着合适的鞋子，炎热天气下避免接触发烫的路面，寒冷天气中避免冻伤。

始终穿着鞋子

在家中穿着拖鞋。

检查您的鞋子

注意鞋子内部是否有撕裂或粗糙的边缘，这些可能会伤到您的脚。穿鞋之前请先抖空，确保鞋内没有任何东西（比如小石子）。

选择一款舒适安全的鞋子

良好的鞋子设计包括以下方面：

柔软的皮革。选用适应双脚形状并且透气性好的皮革。透气性好很重要，这可以减少出汗，而出汗是皮肤刺激的主要原因。

脚趾处封闭设计。脚趾部分封闭式设计的鞋可以避免外界对脚的切割和划伤。

低跟鞋。低跟鞋更安全、舒适，对双脚的伤害更小。

由绉胶或泡沫橡胶制成的弹性鞋底。这种鞋底最为舒适，也能起到良好的减震作用。鞋底应当坚实、防滑。

请至少备有两双鞋，以便每天更换。这样您的鞋子在每次穿着后都有时间完全干燥并恢复形状。不要穿潮湿的鞋子，因为湿气可能会使材料收缩并使鞋子磨脚。

看糖尿病足专科医生

由于足部护理对糖尿病患者特别重要，因此您的主诊医生或糖尿病专家可能会向您推荐一位糖尿病足专科医生。专科医生可以教您如何正确修剪趾甲。

糖尿病足专科医生还可以教您选购合适的鞋子以预防鸡眼、老茧等问题。如遇到问题，糖尿病足专科医生可以帮您治疗，防止其进一步恶化。如未恰当治疗，小溃疡也可能会很快进展为严重问题。

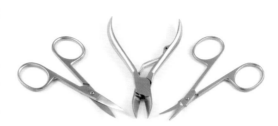

保护您的牙齿

高血糖可能会损害您的免疫系统，使其难以抵抗细菌和病毒感染。

牙龈是一个常见的感染部位，因为口腔中有很多细菌。如果这些细菌在牙龈处定植并导致感染，可能造成牙龈病变，最终导致牙齿松动或脱落。

此外，部分研究表明牙龈感染者患心血管疾病的风险可能会增加。一种解释是口腔细菌可进入血液并在机体各部位（如动脉）引发炎症，这可能与动脉斑块的形成有关，从而增加心梗或中风的风险。

为了预防牙龈和牙齿损害：

每年进行两次专业清洁。请确保牙医知道您患有糖尿病。

每天刷牙两次。使用柔软的锦纶牙刷，舌头的表面也要刷到。

每天使用牙线。有助于清除牙齿间和牙龈线处的菌斑。

关注牙龈疾病的早期征象。例如牙龈出血、发红和肿胀。如出现上述征象，请去看牙医。

鞋子合脚吗？

购买新鞋时：

1.确保每只鞋的鞋头至少超过您最长的脚趾0.6厘米。鞋头应该够宽、够长，不会挤压脚趾。试穿一双新鞋时，在店里多走走。

2.如有可能，请在午后试鞋。随着一天中时间的推移，脚也会变得肿胀。如果您在早上买鞋，晚些时候就可能会觉得太紧；晚上试着合适的鞋可能早上穿起来又过于宽松。

3.如果一只脚比另一只大，则应购买适合较大那只脚的鞋。

4.如果足部感觉减退，则带鞋回家并穿30分钟。然后脱下鞋子并且检查脚的变化。脚上有发红的区域表示受压、不合适。如果您看到脚上有任何红色区域，请退货。如未发现问题，请每天增加半小时至一小时的穿着时间。

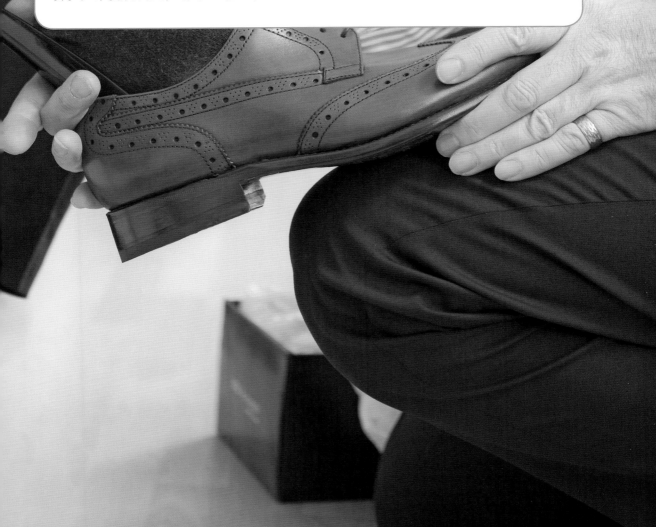

接种疫苗

由于高血糖会损害免疫系统，您可能比没有患糖尿病的人更容易得流感和肺炎。如果您患有心脏或肾脏疾病，出现上述问题的风险更高。

每年接种流感疫苗

避免流感或减轻症状的最佳方法是每年接种流感疫苗。在美国，最佳时间是10月或11月。这可以让您的免疫力在流感高发季节（通常从12月到次年3月）也达到高峰。

不要吸烟

吸烟的糖尿病患者死于心血管疾病（如心梗、中风）的风险至少是不吸烟患者的两倍。吸烟的糖尿病患者也更容易发生足部血液循环障碍。

请考虑以下风险：

· 吸烟会增加神经损害和肾脏损害的风险

· 吸烟会使动脉狭窄、硬化，增加心梗和中风的风险，并且减少下肢血供，使伤口更难愈合

· 吸烟可能会损害免疫系统，增加感冒或呼吸道感染机会

如果您患糖尿病且吸烟，请和医生讨论戒烟的方法。如果首次戒烟未获成功，请不要沮丧。戒烟可能需要反复努力，但这对您的健康至关重要。

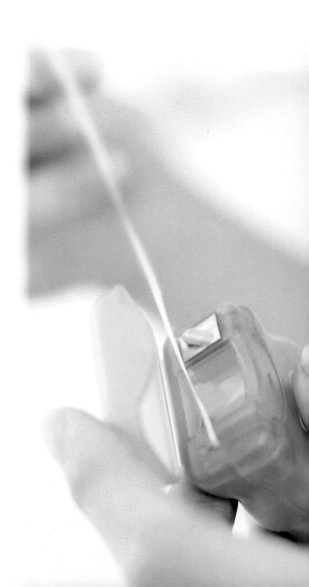

世界各地的流感季节有所不同：南半球主要是4月到9月；热带地区全年均可发生流感。因此，出行时请考虑到这一点，并且向医生或旅行医学专家寻求建议。

在美国，流感疫苗每年都要更新，以便保护您免受下个冬季最可能流行的流感株的侵犯。

这些疫苗只含无感染力的病毒，疫苗本身不会引起流感（使用鼻内疫苗时需要考虑特殊情况）。疫苗注射最常见的副作用是注射部位的轻微疼痛。请向医生咨询您是否还有其他风险。

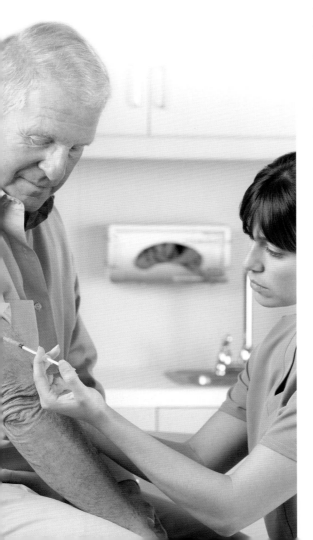

肺炎疫苗

大多数医生建议糖尿病患者注射肺炎疫苗（针对肺炎球菌）。对于65岁及以上的健康人群，通常建议一次注射终身剂量的疫苗，除非他们首次接种疫苗时小于65岁。

但是，如果您患有糖尿病、肾功能衰竭或接受过肾脏移植，通常建议在五年后接受一针加强疫苗。请向医生咨询相关建议。

肺炎疫苗含有激活您免疫系统的物质（抗原），可保护您免于肺炎球菌感染，而肺炎球菌导致了美国85%～90%的肺炎。肺炎球菌疫苗的副作用一般较小，主要包括注射部位的轻微疼痛或肿胀。

其他疫苗

请确保您及时接种了其他重要疫苗，例如破伤风疫苗及其10年一次的强化注射。如果您接受血液透析，请向医生咨询乙肝疫苗相关信息。

管理压力

当您压力很大时，照顾好自己、管理好糖尿病就变得更加困难。您可能吃得不好，可能不愿意运动，可能不会按医嘱服药。过度或持续的压力状态也会增加胰岛素拮抗激素的产生，导致血糖上升。

停下来想一想导致压力的原因。然后问问自己能否做些什么来改变现状。如果终日奔波会造成压力，请减少您的日常安排。如果某些朋友或家人对您造成压力，请减少与他们共度的时间。如果您的工作压力很大，请寻找减轻负担的方法，比如将一些责任移交给他人，同时向医疗团队寻求建议。

应激反应

应激是您对事件的反应——而不是事件本身。应激又被称为"战斗或逃跑反应"，当您感到受威胁时，就会自动启动应激反应。威胁可以是个体感知到的任何危险情形——甚至是虚假的，所以您的感受十分关键。

当您感到受威胁时，机体会向血液中释放大量激素（包括肾上腺素和糖皮质激素）。这些激素有助于集中精力、加快反应、增加力量和敏捷度。同时，随着更多血液被泵入循环，您的心率加快、血压升高，从而达到适应环境和生存的要求。这就是应激反应。

并非所有的应激都是坏事。应激可以将能量用于生长、行动和变化，发挥积极作用。与分娩或升职相关的应激就是这种类型。然而，当应激反应过强、持续时间过长或者与负面经历相关时，就可能会损害您的健康。

应激的个体差异

您对应激事件的反应可能与其他人不同。有些人天生对大多数事情看得很淡，而另一些则对轻微的应激事件反应强烈。大多数人都处在这两种极端之间。

遗传变异或许能在一定程度上解释这种差异。控制应激反应的基因使大多数人处于相对平稳的状态，只有少数情况下启动"战斗或逃跑反应"。这些基因的轻微差异都可能会导致应激反应过度活跃或过于低下。

既往经历可能会增加您对应激的敏感度。强烈的应激反应有时可以追溯到早期的环境因素。儿童时期暴露于极度应激环境的人往往成年后对应激格外敏感。

学习放松

放松对您来说是不是很难？您一直在忙吗？请学习如何放松。

放松呼吸

您是否注意过应激状态下自己是如何呼吸的？应激状态下呼吸通常快而浅，并导致一系列变化，例如心率加快。如果您能控制呼吸，应激反应的程度就会减轻。

每天至少练习两次放松呼吸（也称为深呼吸或膈肌呼吸）。每当您开始感到紧张时也可以这样做：

吸气。合上嘴，放松肩膀，深、慢地用鼻子吸气，同时计数，数到6时停止，让空气充满腹腔和胸腔。

暂停一秒。

呼气。从口中缓慢吐气，数到6时停止。

暂停一秒。

重复。再完成上述呼吸循环数次。

当您的腹部——而非胸部——随呼吸移动时，这种呼吸方式是正确的。如果您躺着，可以在肚子上放一本平装书，当您吸气时，书应该上升；当您呼气时，书应该下降。

渐进式肌肉放松

渐进式肌肉放松可以减轻肌肉张力。首先，找一个不会被打扰的安静地方。如果愿意，可以松开紧身衣物，摘下眼镜，停止与外界的联系。

每组肌肉绷紧至少5秒，然后放松30秒。在转移到下一个肌肉群之前重复：

面上部肌群。朝天花板方向抬眉毛，感受前额和头皮的张力。放松。重复。

面中部肌群。紧紧地闭着眼睛，皱起鼻子和嘴巴，感受面部中央的张力。放松。重复。

面下部肌群。轻轻地咬合牙齿，把嘴角向耳朵方向拉。像咆哮的狗一样亮出您的牙齿。放松。重复。

颈部。让下巴轻轻地碰到胸部。感受后颈的拉伸力量。放松。重复。

肩膀。朝着耳朵耸肩，感受肩膀、头部、颈部和后背的张力。放松。重复。

上臂。收回双臂，让肘部朝向身体两侧。小臂不要用力。感受臂、肩、后背的张力。放松。重复。

手和小臂。紧握拳头，举起手腕。感受手、指节和小臂的张力。放松。重复。

胸部、肩膀和上背部。向后拉肩膀，仿佛要让肩胛骨相互接触。放松。重复。

腹部。收紧腹部肌肉，感觉仿佛把胃推向脊柱。放松。重复。

大腿。将膝盖挤压在一起。感受大腿的张力。放松。重复。

小腿。屈曲您的脚踝，让您的脚趾指向面部。感受小腿前部的紧张感。放松。重复。

脚。向内转动脚，并将脚趾蜷起并伸出。放松。重复。

若想实现最大获益，每天至少进行一次或两次渐进性肌肉放松。每次应持续约10分钟。您的放松能力将随着练习而提高。要有耐心——最终您会体验到更加平静的感觉。

冥想

不同类型的冥想技巧可以让您放松心情，减轻压力。

集中冥想需要将注意力集中在一件事上，比如您的呼吸、想象中的图案或者您

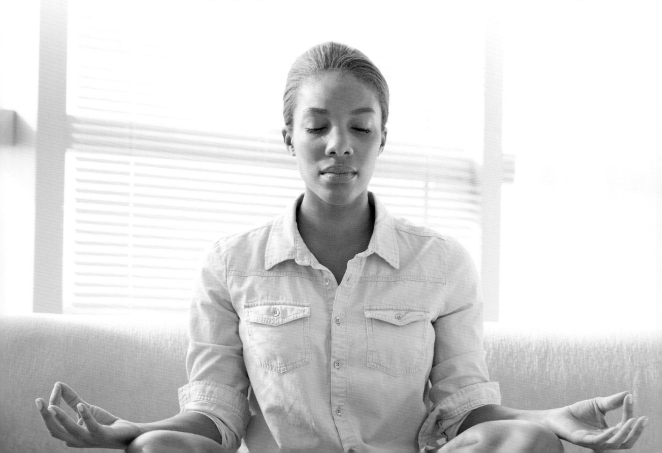

正在看的真实图像——比如蜡烛的火焰。

这是一个简单的冥想技巧：

·穿上舒适的衣服

·选择一个不会被打扰的安静去处

·舒服地坐着

·闭上眼睛，放松肌肉，缓慢而自然地呼吸

·几分钟之内，缓慢重复一句话（心中默念或出声均可），例如"我很平静"或"我心思澄澈"。当受其他想法干扰时，把您的注意力拉回到这句话

·完成后，静坐等待1~2分钟，过渡到常规状态

一种最广为人知的冥想就是祷告。您可以用自己的话祷告，也可以读别人写的祷告词。

冥想可以单独进行，也可以作为其他放松疗法的一部分，如瑜伽或太极拳。

听和看

如果您有大约10分钟的时间和一个安静的房间，您几乎可以在任何时候进行"精神休假"。可以考虑收听放松CD或播客来放松身心、放飞思绪。

选项包括：

口头指令。有些音频通过口头指令来引导您的冥想，教您减压或者在想象中带您去往静谧的地方。

舒缓的音乐或自然之音。音乐可以影响您的思维和感受。柔和舒缓的音乐可以帮助您放松，降低应激水平。并不存在适合所有人的音乐作品，所以请多尝试一些作品，找到最适合自己的风格。可以多试听一些，或者向您的朋友以及专业人士咨询。

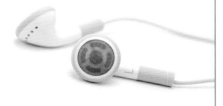

其他放松技巧

还有许多其他放松技巧供您选择，例如：

太极。太极拳由缓慢、温和、舞蹈般的动作组成。每个动作或招式都与下一个流畅衔接。太极可以缓解压力，改善平衡和灵活性。太极对各年龄段以及各种健康水平的人来说通常都是安全的，因为这种低冲击力运动对肌肉和关节施加的压力很小。

瑜伽。瑜伽通常将温和的呼吸锻炼和精确运动通过一系列体式组合起来。对于一些人来说，瑜伽是一条精神修行之路；对于另一些人来说，瑜伽是一种提高身体灵活性、力量和耐力的方式。无论哪种情况，瑜伽都可以帮助您放松和管理压力。虽然瑜伽通常是安全的，但有些瑜伽体式可能也会给腰背和关节带来损伤。

按摩。按摩即对身体软组织（皮肤、肌肉和肌腱）进行揉捏、抚按或敲打。按摩可在人们进行其他类型治疗时起到缓解肌肉紧张或促进放松的作用。对健康人来说，按摩可以是一种单纯缓解压力的方法。经过训练的治疗师提供的按摩通常都是安全的。

保持冷静

您可以通过"压力管理四个A"来帮助自己保持冷静并缓解压力：规避（Avoid）、改变（Alter）、适应（Adapt）和接受（Accept）。

规避（Avoid）

很多不必要的压力可以单纯地规避：

控制您的周围环境。高峰时间的交通会让您觉得很崩溃吗？可以计划早些下班。不愿在公司食堂排队等候？打包自己的午餐。

避免与困扰您的人联系。如果与某个同事相处不快，请离这个人远一点。

学会说不。您可能会遇到很多请求，要承担很多责任，这些都需要占用时间。拒绝那些耗费精力而非必需的请求。

改变（Alter）

尝试改变您的处境，让一切变得更好：

恳请他人改变行为方式，也欣然接受他人的建议。 如果小问题不解决，常常会产生大问题。

坦诚表达自己的感受。 使用第一人称陈述，如"我被沉重的工作负担压垮了。我们能做些什么来平衡一下吗？"

承担风险。 有时候无所作为也会造成紧张感。真正想做的事情不妨努力争取。无论结果如何，把握机会本身可能会让人感觉良好。

适应（Adapt）

适应——改变您的标准或期望——是应对压力的最佳方法之一：

调整您的标准。 是否一定要每周打扫两次卫生？低一些的频率（尤其是在忙碌的时候）是否能接受呢？重新定义清洁、成功和完美。

练习停止负面想法。 立即停止抑郁的想法。不再把有压力的事情看成负面事件，它可能就真的不是了。

践行幽默。 允许自己把糟糕的一天看作喜剧。对愚蠢的行为进行自嘲。

接受（Accept）

如果您别无选择，只能接受现状，请尝试：

与某人交谈。 给朋友打个电话或约着喝一次咖啡。聊完之后您会感觉好些。

原谅。 生气会消耗能量，而原谅可能需要练习，但这样做后您可以让自己从负能量中解脱出来。

微笑。 微笑可能会改善您的情绪。微笑会传染。很快，您就可以从其他人那里看到同样真诚的微笑。

为自己留出时间

您是否会花时间关注自己，做自己喜欢的事情？有些人对工作无比投入，以至于不知道休闲为何物。这太糟糕了，因为休闲活动可以减轻您的压力，改变您的人生态度。

不给自己留休闲时间会影响人际关系、降低您在工作和家庭角色中的效率和热情。

寻找合适的休闲活动

休闲活动——您在空闲时间做的事情——因人而异。别人觉得有趣和愉快的东西可能对您来说很无聊。但是如果您过于沉迷工作，则有可能不知道自己闲暇时光想做什么。

下面是一种寻找自我需求的方法：

您是否进行了足够的体力活动和锻炼？定期的体力活动可以促进身心健康。

您是否得到了足够的休息和放松？尝试给自己充足的睡眠，并考虑做一些令人放松的活动（如阅读、听音乐或冥想），以帮助您在充实的一天中保持平衡。

您在精神上挑战自己吗？纵横字谜、文字游戏、写作或其他产生精神刺激的活动可以帮您保持思维的活跃状态。

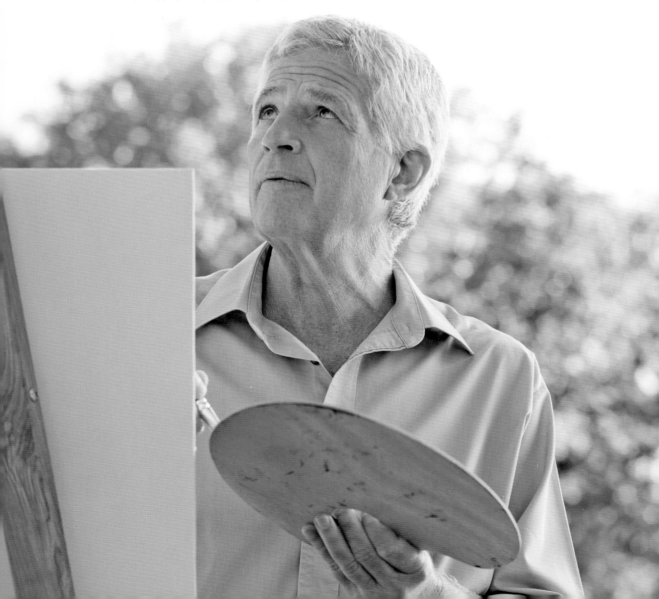

精神需求能否满足？ 这取决于您如何定义精神需求，参与或组织宗教活动、体验自然之美，或者用音乐、冥想或艺术表达自我。

您与他人有足够的社交联系吗？ 考虑和朋友一起用餐，结交朋友，加入音乐团体或体育联盟。

您有足够的独处时间吗？ 独处可以让您专注于自己的内心想法，并且从满足他人要求中解脱。读书、写日记、冥想或者做任何您感兴趣的事情。

您在发挥自己的创造力吗？ 跳舞、写作、绘画、烹饪、演奏乐器——做任何发挥自己创造力的事情。

您有兴趣为他人服务吗？ 您可以在机构或社区中做志愿者，比如做饭，帮邻居做庭院劳动，或者照顾朋友的孩子。

您生活中是否有新鲜事物或冒险挑战？ 体验新事物。考虑旅行、徒步、露营或者学习新的技能、爱好。

为怀孕做准备

假如您患有糖尿病并且正在考虑怀孕。您期待着成为一名母亲，并希望生下一个健康的宝宝。

准备好听一些好消息了吗？怀孕前以及怀孕期间血糖控制良好的糖尿病孕妇生下健康宝宝的概率与非糖尿病孕妇几乎相同。您应当提前3~6个月将血糖水平控制在理想的范围内。

为何要备孕

这是为了预防糖尿病相关并发症的发生，确保您的血糖在怀孕之前得到控制。您的血糖不仅会影响自己的健康，还会影响宝宝的健康。

宝宝的器官会在孕期的前6~8周内形成。但您可能在宝宝2~4周时才知道自己怀孕了。因此，如果您没有进行备孕，血糖控制不佳，宝宝发生出生缺陷的风险会更高。

出生缺陷可能会影响宝宝的脑、心脏和肾脏。为了预防出生缺陷，医生会建议您每天服用叶酸和多种维生素，最好在怀孕3个月前就开始服用，而且怀孕期间也要补充维生素。

当您怀孕时

和大多数女性一样，您可能正在经历怀孕的欢乐和恐惧。但是您还要担心糖尿病对您身体的影响，对分娩的影响，更担心宝宝的健康。

由于患有糖尿病，您在怀孕期间会面临额外的挑战。但最重要的挑战是要严格控制血糖。在医疗团队的帮助下，您可以监测血糖，避免各种孕期并发症。

除了本章开头列出的医疗团队成员之外，您的团队还可能包括：

·一名产科医生，在处理高危妊娠和糖尿病合并妊娠方面受过专门训练

·一名儿科或新生儿科医生，擅长糖尿病孕妇所生婴儿疾病的救治（儿科医生擅长治疗儿童疾病，新生儿科医生则擅长治疗新生儿疾病）

如果您生活在乡镇地区，不容易接触到专家，请询问您的医生是否有糖尿病合并妊娠方面的经验。看看这位医生是否认识附近大城市的专科医生。您的医生可能会建议您在怀孕期间去看一次专科医生并咨询相关问题。

严格的控制

和怀孕前一样，在怀孕期间，您的主要目标是对血糖进行严格控制。医生会告诉您目标血糖范围。

如果您有2型糖尿病，可能需要停服口服降糖药，并在怀孕期间通过胰岛素控制血糖。一方面胰岛素强化治疗可以更好地控制血糖，另一方面是考虑到口服降糖药对孕妇和胎儿的安全性仍然是未知的。

如果您需要改用胰岛素治疗，医疗团队将教您胰岛素的用法，并告诉您应当多久检测一次血糖。

怀孕期间会发生什么

下面是怀孕期间会发生的事情。

严格控制，减少出生缺陷

控制血糖对您和腹中胎儿的健康都至关重要。如果在胚胎发育的前6~8周内（胚胎的心、肺、肾、脑形成期）您的血糖过高，那么您的宝宝发生出生缺陷的风险将会增加。血液中酮体含量过高（糖尿病酮症酸中毒）也可能导致流产。在孕后期，血糖控制不佳会导致早产、死产或其他问题。幸运的是，大部分问题都是可预防或可治疗的。

孕早期

在您怀孕的前10~12周内，您可能要频繁地去看产科医生。这是胚胎器官发育的时期，所以您应当尽量控制血糖接近正常水平以预防出生缺陷。频繁的血糖监测可以帮助您实现这一点。

由于您在这段时间内对胰岛素的需求可能略有下降，因此请警惕低血糖的征象。如果孕吐让您感到难受，请和医生讨论止吐药相关问题。

孕中期

孕中期时您可以通过超声检查宝宝的健康状况。医生也会记录您的体重增加状况。

如果您开始怀孕时体重正常，研究表明增重25~35磅（约11~16千克）可能对您和宝宝来说是最为健康的。如果您太瘦，可能需要再增重一些。如果您肥胖，则可能需要与营养师合作来限制体重增加。

如果您在使用胰岛素，预计您的胰岛素需求会在前20周逐渐上升，此后急剧增加。胎盘分泌的促胎儿生长的各种激素可拮抗胰岛素，因此您需要使用更多胰岛素来补偿。

在这一阶段，看眼科医生也很重要，因眼部小血管损害可能会在怀孕期间进展。

孕晚期

在孕期的最后3个月，您需要仔细监测。医生会关注妊娠晚期可能出现的并发症，如高血压、脚肿以及肾脏问题。医生也可能会建议您复查眼部病损情况。

由于患糖尿病的女性更容易生下体重超过4千克的婴儿，您可能需要再进行一次超声检查来评估胎儿的体型和健康状况。在这一阶段，您或胎儿的任何潜在问题都可能导致提前分娩。

分娩

您的医疗团队会帮您决定适宜的分娩时机和安全的分娩方式。通常不推荐在家分娩，因为糖尿病会使产科问题的风险增加。

如果您的血糖控制良好，您和胎儿也没有并发症，可以期待正常的阴道分娩。

分娩期间，您的血糖将会被严密监控，以防血糖水平大幅上升或下降。由于分娩过程中需要消耗葡萄糖，您需要的胰岛素会少一些。

如果您出现分娩并发症，或者胎儿过大，难以保证阴道分娩的安全性，可能需要进行剖宫产。无论选用何种分娩方法，大多数血糖控制良好的女性可以生下健康的宝宝。

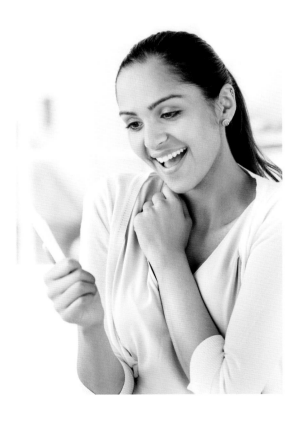

分娩之后，您的胰岛素需求会减少。然而，您可能需要数周至数月时间来调整，并恢复到正常的用药方案。

妊娠期糖尿病

妊娠期糖尿病只在怀孕期间发生，通常在孕中、晚期出现。跟其他形式的糖尿病一样，妊娠期糖尿病会

怀孕与不同类型的糖尿病

区分1型、2型和妊娠期糖尿病很重要，尽管怀孕期间三种糖尿病都需要严密监测、严格控制血糖。

1型或2型糖尿病在怀孕前后均存在，而妊娠期糖尿病仅在怀孕期间发生。妊娠期糖尿病由怀孕期间雌激素和孕酮增加引起。这类糖尿病的特点在于分娩后自然消失。然而，妊娠期糖尿病会增加您日后患2型糖尿病的风险。

很少有妇女会在怀孕期间患上1型或2型糖尿病。这通常先被诊断为妊娠期糖尿病，但与妊娠期糖尿病不同，孕期结束后血糖水平仍然很高，需要每日补充胰岛素。

导致您的血糖过高。如果不经治疗或控制不佳，妊娠期糖尿病可能会影响您和胎儿的健康。

在怀孕期间，胎盘（通过脐带给胎儿提供营养的器官）有分泌激素拮抗胰岛素的作用。这些激素对维持妊娠至关重要，但它们也会增加机体的胰岛素抵抗。随着胎盘在孕中、晚期变大，它会分泌更多激素，进一步增加胰岛素抵抗。

正常情况下，胰腺会产生额外的胰岛素来克服胰岛素抵抗，但您可能需要高达正常水平3倍的胰岛素，有时胰腺无法满足这一需求。此时，进入细胞的葡萄糖过少，而留在血液中的葡萄糖却过多。

妊娠期糖尿病通常在妊娠20～24周出现，因此推荐妊娠24～28周进行检测。胎儿出生后，血液中的胎盘激素消失，血糖水平应迅速恢复正常。

大多数女性没有任何妊娠期糖尿病的症状或体征，例如过度口渴和排尿增加。

危险因素

任何女性都可能发生妊娠期糖尿病，但危险因素包括：

· 年龄超过25岁
· 妊娠期糖尿病家族史
· 既往有妊娠期糖尿病

· 怀孕前超重
· 特定种族，包括非裔美洲人、西班牙裔或美洲印第安人（原因不明）
· 不明原因的死产
· 生过体重4千克以上的胎儿

筛查和诊断

有些单位将筛查妊娠期糖尿病作为产前常规。大多数医生建议在妊娠24～28周进行葡萄糖负荷试验。但是，如果医生认为您属于高危人群，可能会建议您提前检查。

通常情况下，如果您的负荷试验结果异常，医生会建议您进行后续的葡萄糖耐量测试，这项测试须在禁食过夜后进行。

治疗

控制血糖对维持胎儿健康至关重要，同时也有助于避免凶险的并发症。

监测血糖是治疗的关键。大多数患有妊娠期糖尿病的女性能够通过饮食和锻炼来控制血糖，但有些可能还需要胰岛素或其他药物辅助治疗。

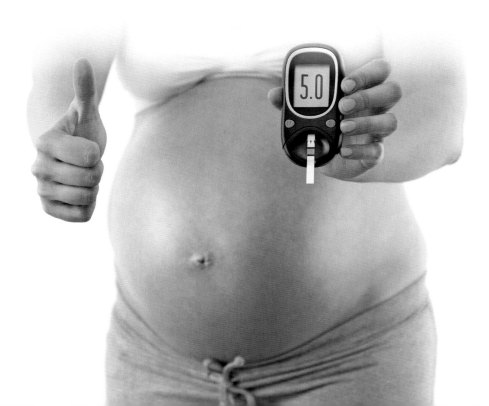

血糖控制不佳时的妊娠并发症

大多数患有糖尿病（任何类型）的妇女可以生下健康的孩子。然而，未经治疗或血糖控制不佳可能会导致严重的问题。

可能影响胎儿的并发症

将血糖水平控制在正常范围内可以降低并发症风险，例如：

巨大儿。母亲血液中过多的葡萄糖可以穿过胎盘并最终进入胎儿的血液循环。这种情况下，胎儿的胰腺会产生额外的胰岛素来处理多余的葡萄糖，这可能会导致胎儿长得过大（巨大儿）。

肩难产。胎儿很大时，肩膀可能也会宽到无法通过产道，这是一种可能危及生命的急症，称为肩难产。在大多数情况下，医生可以通过特定手法来助产。

低血糖。有时，糖尿病母亲的胎儿在出生后不久可能会发生低血糖。这是因为在母体大量供应葡萄糖时，胎儿自身的胰岛素生成水平很高。低血糖很容易被发现并治疗。

呼吸窘迫综合征。糖尿病母亲的胎儿早产时很容易出现呼吸窘迫综合征，这时新生儿会出现呼吸困难。

黄疸。黄疸是由于新生儿肝脏未能快速清除堆积的衰老血细胞引起的皮肤和巩膜黄染。黄疸处理起来并不困难，但需要仔细监测。

宫内死亡或新生儿死亡。如果母亲的糖尿病未被发现，宫内死亡或新生儿死亡的风险就会增加。

可能影响孕妇的并发症

如果您患有糖尿病，可能有以下危险：

先兆子痫。先兆子痫主要表现为血压显著升高。如果不加以治疗，可能会导致严重甚至致命的母胎并发症。

必须剖宫产。患有糖尿病并不是剖宫产的指征，但如果胎儿是巨大儿，医生可能会建议剖宫产。

最近一项研究的结果支持妊娠期糖尿病妇女应当更积极地治疗。研究人员对两组患者的妊娠结局进行比较，其中一组通过积极治疗严格控制血糖——接受饮食指导、频繁监测血糖并在血糖超标时进行胰岛素注射，另一组接受常规护理，未进行血糖监测，对胰岛素使用也不做要求。

接受胰岛素强化治疗的妇女血糖控制更严格，发生分娩并发症的比例显著低于常规护理组。这一结果可能会影响未来妊娠期糖尿病的管理策略。

此外，近期一项小型研究表明，口服优降糖（Diabeta，Glynase）可能对孕中、晚期妊娠期糖尿病妇女是安全的，并发症未见增加。

产后

为了确保胎儿出生后您的血糖水平恢复正常，通常需要在分娩后经常监测血糖，并在产后6周复查。如果您曾患有妊娠期糖尿病，请每年至少检测一次血糖。

请记住：您此刻为控制血糖付出的努力——例如健康饮食和定期锻炼，也可能有助于预防2型糖尿病在将来的发生。

月经和糖尿病

卵巢可以产生雌激素和孕酮，这些激素会调节生殖（月经）周期。激素水平在月经周期中变化时，血糖也会随之波动。

大多数发生月经相关血糖变化的妇女会在经期开始前7~14天注意到这种变化。经期开始1~2天后血糖水平通常会稳定。这些症状往往在经期前综合征（PMS）女性身上更为明显。

经期前综合征是一种在月经前一周左右出现的状态。症状包括情绪波动、乳房胀痛、身体肿胀、嗜睡、食欲旺盛和注意力不集中。摄入碳水化合物和脂肪的渴望可能会使血糖控制更加困难。

高血糖还可能导致其他问题，如：

· 阴道酵母菌感染

· 月经不调

· 会阴区皮肤感觉丧失

您可以做什么

记日志。定期记录您的血糖水平。同时记下您的经期开始和结束的日子。

关注血糖变化的模式，尤其是在经期前一周，然后和您的医生讨论。

医生可能会建议您改变药物剂量或时间，或是您的饮食及运动方案，以平衡激素相关的血糖波动。

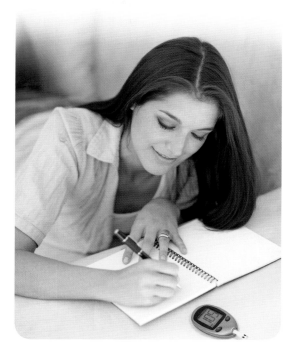

应对绝经

绝经期——以及围绝经期，即机体产生雌激素和孕酮逐渐减少的时期——可能会给糖尿病患者带来独特的挑战。

末次月经12个月后，您就进入了绝经期。绝经通常发生在45～55岁，但可能更早或更晚。当您接近绝经期时，卵巢会逐渐停止产生雌激素和孕酮等激素。

这些激素变化对血糖水平的影响因人而异。许多女性注意到她们的血糖水平比从前波动更大（上升以及下降）或者更难以预测。激素的变化和血糖水平的波动都可以导致情绪变化、疲劳和潮热等绝经期症状。

相似的症状

您可能将潮热、情绪低落和短期记忆下降等绝经期症状归结于低血糖。如果您误将上述症状归结于低血糖并尝试升高血糖，您可能会摄入不必要的能量，并且可能让血糖变得过高。糖尿病可能在绝经期导致其他问题，例如：

阴道干涩。阴道血供减少导致阴道壁变薄、阴道干涩。

真菌感染。阴道黏液及分泌物中葡萄糖含量增高导致其酸度及防御能力下降，更容易发生此类感染。

尿路感染。膀胱壁变薄使其更易感染。

尽管绝经期症状和糖尿病的一些表现很容易混淆，导致不恰当的治疗，但您可以采取措施来避免此类问题。

您可以做什么

下面是绝经期管理糖尿病的关键步骤。

经常测量血糖

您可能需要每天测量3～4次血糖，有时夜间也要测。记录您的血糖水平和症状，有助于医生对治疗方案进行必要的调整。

和医生共同调整糖尿病药物

如果您的血糖水平升高，您可能需要增加糖尿病药物的剂量或服用新的药物。如果您体重增加或者活动减少，这种调整尤为需要；如果您的血糖下降，则可能需要减少某些药物的剂量。例如，您对胰岛素的需求可能会显著下降。

询问医生您是否需要降胆固醇药物

如果您有糖尿病，那么您患心血管疾病的风险就会增加。总胆固醇和低密度脂蛋白（LDL或"坏"胆固醇）的升高会增加心血管病风险，停经也会增加该风险。

因此，许多糖尿病患者需要降胆固醇药物——通常是他汀类药物，以降低心梗、中风和其他心血管疾病的风险。

为绝经期症状寻求帮助

您可能希望妇科专家来帮您处理这些非常恼人的症状，例如强烈的潮热、伴有疼痛的阴道干涩、阴道壁变薄等。

比方说，如果您感到阴道不适，医生可以通过治疗使其恢复湿润。抗生素可用于治疗尿路感染。如果您因为体重增加而担忧——许多绝经期妇女受此困扰——请咨询营养师并制订膳食计划。

与勃起障碍共存

据估计，在50岁以上的男性糖尿病患者中，50%以上存在一定程度的勃起功能障碍（有时称为阳痿）。但很少有人与他们的医生讨论这个问题。这太遗憾了，因为如果他们告诉了医生，很有可能会得到良好的治疗——从药物到手术——可以帮助大多数人恢复性功能。

勃起功能障碍指无法使阴茎勃起或性交时无法维持足够长的勃起时间。

原因

男性性唤起是一个涉及脑、激素、情绪、神经、肌肉和血管的复杂过程。如果某些因素影响到其中某一环节或者它们之间精微的平衡——就可能导致性功能障碍。

勃起功能障碍可能由生理或心理因素引起。对患糖尿病的男性来说，最常见的原因是血糖控制不佳或长期疾病影响导致的生理问题。

过高的血糖会损害负责勃起的神经和血管，使得阴茎的血供不足以触发勃起。

可导致勃起功能障碍的心理因素包括压力、焦虑、疲劳或抑郁。这些因素会干扰机体正常的激素生成以及脑对激素的反应性，从而阻止勃起。特定的药物也可以导致勃起功能障碍，包括部分抗高血压、抗焦虑和抗抑郁药物。

如果您正受勃起功能障碍所扰，请确保医生知晓您服用的所有药物。

寻求医疗建议的时机

偶尔会出现勃起功能障碍是正常的。但如果这个问题持续两个月以上或者反复发生，请进行检查，或者到专科医生处就诊。

目前有几种治疗选择，需要根据病因和严重程度决定最佳治疗。不要试图自行组合药物或治疗，也不要使用超过处方的剂量。请明确您的医保是否涵盖这些治疗费用。

口服药物

西地那非（伟哥）、他达拉非（Cialis，Adcirca）和伐地那非（Levitra，Staxyn）是5型磷酸二酯酶抑制剂，也称为PDE5抑制剂。

对于糖尿病致勃起功能障碍的男性来说，这些药物可以改善性功能，但并非对每个人都有效。与其他勃起障碍治疗不同，这些药物产生的勃起更加自然。应对性刺激或精神刺激时，它们可以通过舒张阴茎内的平滑肌来增加阴茎血流量，使您更容易达到和保持勃起。

上述药物可在性交前一小时左右服用。有效时间因药物而异，4～36小时不等。使用频率请不要超过医嘱。

安全问题

治疗勃起功能障碍的药物并非对所有男性都是安全的。如果您还在服用硝酸盐类药物（如硝酸甘油），则不应服用这些药物。

这些药物与某些降压药或前列腺药物同服时可能会显著降低血压，并且引发致命的心脏病发作。

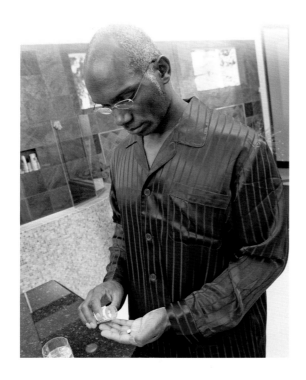

这类药物也可能产生其他副作用。药物可能导致颜面潮红，持续时间通常不超过5～10分钟。您也可能会经历短暂的轻微头痛或胃部不适。大剂量服用可能会产生一过性视觉问题，包括视物发蓝、视觉模糊和光敏感增强。上述效应通常在服药数小时后消失。

各药物的具体注意事项不尽相同，服用前请咨询医生。

前列地尔

前列地尔是合成前列腺素E1。

本药和口服药配合使用有助于舒张阴茎内的平滑肌，从而增加勃起所需的血流量。前列地尔有两种用法：尿道内自行给药或自行注射。

尿道内自行给药

这种方法的商品名是MUSE系统（Medicated Urethral System for Erection）。

MUSE系统需要使用一次性涂布器将半粒米大小的栓剂插入阴茎尖端。该栓剂插入尿道约5厘米，可被阴茎勃起组织吸收，从而增加勃起所需的血流量。有人可能会觉得这种方法不舒服。

副作用可能包括疼痛、轻微出血、尿道烧灼感或头晕。

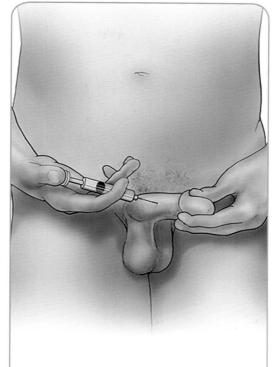

勃起功能障碍的自我注射治疗（如画面所示）需要将药物直接注射到阴茎的特定区域以增加血流量，引发勃起

自行注射

这种方法需要用细针将前列地尔（Caverject Impulse，Edex）注入阴茎的基部或侧面。这通常会在5～20分钟内诱发勃起，持续一小时左右。

前列地尔注射剂对许多勃起功能障碍男性有效。注射部位的疼痛通常较轻微。其他副作用可能包括注射部位出血、勃起时间延长或者注射部位纤维化（偶尔发生）。

罂粟碱或酚妥拉明与前列地尔共同注射可能更便宜，且更有效。

真空装置

当药物无效或副作用难以容忍时，一些男性转而使用真空装置。这种疗法需要使用真空装置以及若干橡皮筋（张力环）。

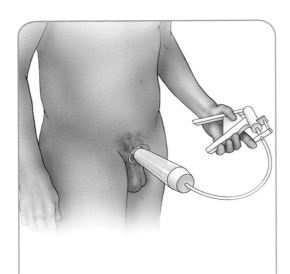

真空装置（如画面所示），用一个手动泵将血液抽入阴茎内，引发勃起。放置在阴茎根部的弹性环用于保持勃起

首先在阴茎上放置一个空心塑料管（需处方）。然后使用手动泵在管内形成真空，如此可将血液抽入阴茎，产生勃起。然后将弹性环（安装在塑料管的底部）拉到阴茎根部周围。这一做法可以将血液存留在阴茎中，取下塑料管仍可保持勃起状态。

您应该在30分钟内取走弹性环，以便恢复正常的阴茎血流，否则可能会损伤阴茎组织。

阴茎植入物

如果您已经尝试了药物治疗或真空装置，但效果不佳或者不舒服，可以考虑使用手术植入物。但是，这种治疗方式通常很昂贵，并且与任何手术一样，都存在一定的并发症风险（如感染）。

半刚性、可弯曲的杆

半刚性、可弯曲的杆形植入体使用起来很容易，不容易发生故障。两根硬而柔韧的杆由金属丝组成，覆以聚硅酮或聚氨基甲酸酯，置于阴茎内。

这种杆可以让您永久勃起。您把阴茎向身体弯曲即可藏起，扳出来即可进行性生活。

虽然需要一些时间来习惯，但这种植入体比其他植入体所需的手术时间少，不含机械零件，而且成功率很高。

可充气植入物

这种植入物比半刚性杆更自然。它不会造成永久勃起，您可以只在需要时产生勃起。

一种可充气植入物，包括放置在阴茎内的两个空心圆柱体。这些圆柱体连接到阴囊中的一个小泵上，并连接到阴囊或下腹部的贮液池中。

当您挤压泵时，来自贮液池的液体将充满圆柱体并产生勃起。该装置易于隐藏且非常有效，但与其他植入物相比更有可能出现机械故障。

另一种不涉及泵，而是通过阴茎头附近的装置控制圆柱体内液体的流动。希望勃起时，您需要挤压自己的阴茎头，让液体流入圆柱体中。弯曲植入物，按下释放阀，就可以使液体回流，让阴茎软下来。

咨询服务

勃起功能障碍通常会导致伴侣双方的焦虑、压力、误解和沮丧。心理因素可能在发挥重要作用，但可以在心理专家或有相关经验的治疗师帮助下得到有效治疗。

探求勃起功能障碍的心理和生理因素对于治疗的成功非常重要。

第八章

如果您的孩子有糖尿病

赛曼·库玛博士有话说

"2型糖尿病，过去称为成人发病型糖尿病，现在在儿童和青少年中正变得越来越常见。普遍的儿童期肥胖和青少年体力活动减少是导致儿童期和青春期2型糖尿病增加的主要原因。"

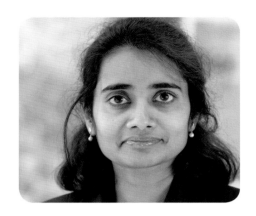

赛曼·库玛，医学博士，
内分泌学专家

"Diabetes"一词来源于希腊语，意思是"流经"，对应患者尿量增加的症状。糖尿病是儿童和青少年最常见的慢性疾病之一。20岁以下人群中大约有215000人患有糖尿病。糖尿病患者分为两类：胰岛素缺乏（1型）和胰岛素抵抗（2型）。

美国大多数青少年糖尿病患者是1型糖尿病，在0～19岁儿童及青少年中发病率为2/1000。每年，超过15000名年轻人被断为1型糖尿病。当机体产生胰岛素抵抗、不能恰当地利用胰岛素时，就会发生2型糖尿病。随着对胰岛素需求的增加，胰腺逐渐无法产生足够的胰岛素。2型糖尿病，过去称为成人发病型糖尿病，现在在儿童和青少年中正变得越来越常见。普遍的儿童期肥胖和青少年体力活动减少是导致儿童期和青春期2型糖尿病增加的主要原因。各族裔均可患2型糖尿病，但在非裔美洲人、美洲原住民和墨西哥裔美国人等非白人族群中更为常见。

本章将讨论青少年糖尿病相关的一些问题，包括1型和2型糖尿病儿童的医疗管理。由于1型糖尿病的基本特征是胰岛素缺乏，所有患者必须注射胰岛素或使用胰岛素泵。治疗1型糖尿病需要终身监测血糖、使用胰岛素、维持健康体重、健康饮食并且进行规律运动。

2型糖尿病患者存在胰岛素抵抗，因此包括健康饮食、规律锻炼和体重控制在内的生活方式调整对于这些孩子的治疗效果至关重要。也可以考虑用药，但许多已被批准用于治疗成人2型糖尿病的药物尚未用于儿童。确诊时即有显著高血糖或口服药物效果不佳的孩子可能需要使用胰岛素来提高疗效。

糖尿病的慢性并发症是由血糖水平升高引起血管损害造成的。保持血糖接近正常有助于预防糖尿病的慢性并发症。良好的血糖控制也有助于促进儿童期的正常生长发育。此外，血糖水平过高或过低时都会发生直接的危险，需要预防。

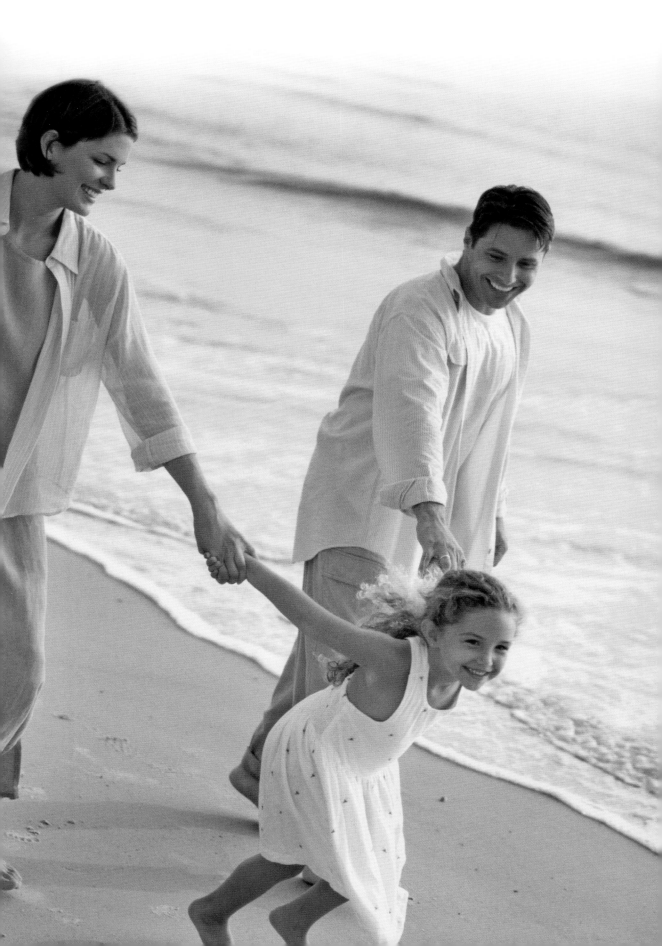

1型糖尿病儿童和青少年的目标

下面列出了不同年龄段的一般血糖控制目标。具体控制目标可能因人而异,特别是有低血糖问题时。可以使用血糖仪监测您孩子的餐间和睡前血糖水平是否正常。医生可能会给您的孩子进行A1C血糖检测,至少3个月一次。检测结果可以提示孩子在过去两三个月的平均血糖水平。

年龄范围	餐前血糖目标	睡前及睡眠时血糖目标	A1C目标
5岁及以下的学龄前儿童	5.6~10.0毫摩尔/升	6.1~11.1毫摩尔/升	低于8.5%
6~12岁	5.0~10.0毫摩尔/升	5.6~10.0毫摩尔/升	低于8%
13~19岁	5.0~7.2毫摩尔/升	5.0~8.3毫摩尔/升	低于7.5%[*]

*或者低于7%,如果这一目标不会导致过度的低血糖。

如果您的儿子或女儿最近被诊为糖尿病,那么您很可能已经疯狂地搜寻了治疗本病的所有信息。果真如此,不妨后退一步,并提醒自己,您的孩子现在最不需要的就是疲惫而紧张的父母。

尽可能多地学习糖尿病及疾病管理的相关知识十分重要。随着学习,您会对孩子仍能积极地生活充满信心。但是,掌握糖尿病相关知识并为孩子制订最佳治疗方案是需要一些时间的。

您的起点将取决于您孩子患的是1型还是2型糖尿病。这两种类型是非常不同的。

1型糖尿病

美国每年有超过15000名儿童被诊为1型糖尿病。如第一章所述,患1型糖尿病时胰腺几乎不产生任何胰岛素。若无胰岛素将葡萄糖转移到肌肉和其他组织中,过量的葡萄糖将在血液中积聚。如果不治疗,糖尿病可能会导致严重的器官损伤甚至死亡。

症状和体征

儿童和青少年的1型糖尿病体征及症状通常在几周之内迅速进展。婴幼儿的首发症状可能是真菌感染导致的严重尿布疹。疲劳或烦躁很常见，当伴随下列报警症状时应当提高警惕：

- ·尿频
- ·强烈的口渴感
- ·持续饥饿
- ·不明原因的体重减轻

检测

如果怀疑患1型糖尿病，医生可能会给孩子查随机血糖。随机意味着一天中的任何时间均可，无须禁食。11.1毫摩尔/升或更高的随机血糖将证实诊断。

在某些情况下，医生可能会推荐空腹血糖检测。检测前会要求孩子禁食禁水8

携带标示

无论年龄多大，您的孩子都需要佩戴糖尿病标示（ID），以便关键时刻他人能够获得紧急信息。孩子可能更愿意接受项链、挂牌或手环（戴在手腕或脚踝）这种独特而有吸引力的标示。甚至可以为小孩子制作鞋标签。您可以在网上搜索各种款式和价格的标示，许多药店也有售卖。钱包卡很容易被忽略，并且不会随身携带，例如在体育活动中它可能就无法起到作用。

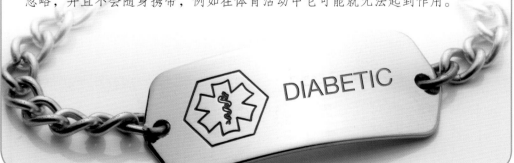

小时以上——通常是过夜。

禁食后，正常血糖水平应低于5.6毫摩尔/升。血糖水平5.3~6.9毫摩尔/升被称为糖尿病前期，提示糖尿病高风险。如果两次单独血糖检测均高于7毫摩尔/升，则很有可能是糖尿病。

如果您的孩子被诊为1型糖尿病，最好请经验丰富的糖尿病专业医疗团队进行评估，团队中应包括儿科内分泌专家，即擅长儿童糖尿病的医生。

医生可能会检查孩子尿液或血液中的酮体含量。机体葡萄糖不足时会分解贮存的脂肪，并产生有毒的酮体。酮体过量时可能导致糖尿病酮症酸中毒（DKA）这样危及生命的状况。

DKA若及时治疗是可逆的。DKA患儿起初需要住院治疗。然而，一些轻度DKA患儿可以用胰岛素快速、有效地治疗，而无须住院。

治疗

所有1型糖尿病患者，无论成人还是儿童，均需终身使用胰岛素。孩子可能需要使用注射器、胰岛素笔或胰岛素泵（请参阅第六章相关内容）。

胰岛素治疗的目标是尽可能使血糖水平接近正常。儿童和青少年在胰岛素治疗下的目标血糖范围可能与成年人有所不同。

严格的血糖控制会增加低血糖风险，而频繁的低血糖发作可能会损害小儿脑部发育。

儿童和青少年的血糖水平可能难以达到正常标准。医生会根据您孩子的医疗需求和具体情况制定目标血糖范围。

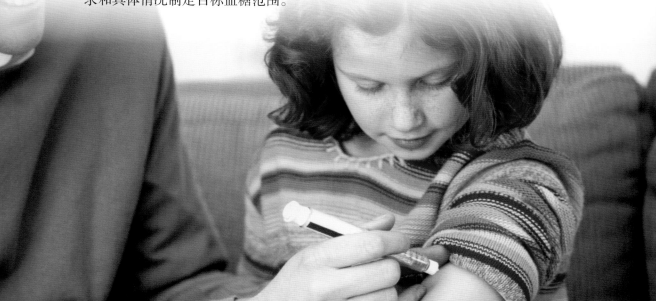

青春期和糖尿病

就在您感到自己在帮助孩子控制血糖方面很有经验时，孩子的青春期到来了。突然间，您需要处理难以捉摸的情绪和难以预测的血糖值。

一些青少年开始忽视糖尿病管理，这可能是他们彰显独立的一种表现。这或许在青春期无法解释的血糖波动现象中有一定作用。另外，生长激素和性激素的上升通常会增加胰岛素抵抗。您的孩子在青春期可能需要更多的胰岛素、更频繁地监测血糖，以确保情绪波动不是由低血糖引起的。

如果您的女儿在青春期血糖水平上升，您应该带女儿去找医生谈谈。医生可能会调整您女儿的治疗方案，以代偿月经周期的影响。

当您的孩子愈加独立，您可能会想把糖尿病管理这件事完全交给孩子——不要这样做。尽管让您的孩子逐渐承担更多的糖尿病管理责任十分重要，家长的指导和支持在青少年时期仍然十分关键。但请记住，青少年需要在高中毕业前做好自己管理糖尿病的准备，以便在未来生活中能独自应对。

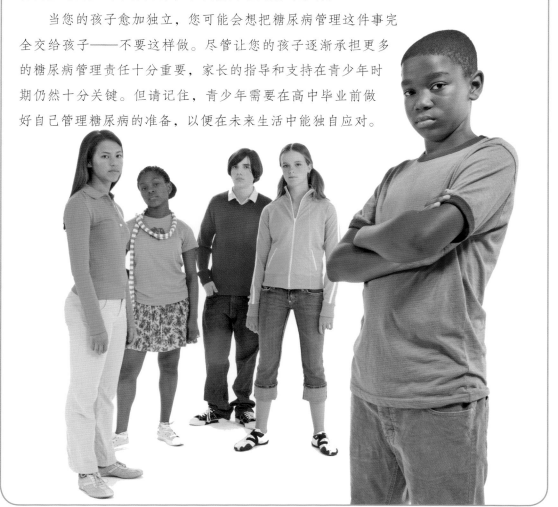

在决定使用胰岛素泵之前，请检查您的保险是否报销这一项目。泵比注射更昂贵，但许多保险可以报销很大比例。

初始胰岛素剂量取决于体重、年龄、活动水平以及是否进入青春期等因素。在医生和糖尿病教育者的帮助下，您和孩子将学习如何根据生长过程中的胰岛素需求变化而调整胰岛素剂量。

目前已有不少胰岛素制品可用于儿童和青少年。

每日多次注射（MDIs）

该方案包括餐前或吃零食前注射短效或速效胰岛素，同时使用一剂长效胰岛素提供全天基础剂量的胰岛素。

分割混合方案

注射短效或速效胰岛素和中效胰岛素的混合物，通常每天注射两次。

胰岛素泵

佩戴在身体外部的程序控制泵可连续输注短效或速效胰岛素。

研究表明，对婴幼儿和学龄前儿童来说，胰岛素泵和注射同样安全、有效。请向儿科医生咨询，胰岛素泵在您孩子这个年龄的儿童中应用效果如何。

2型糖尿病

2型糖尿病曾被认为是成人疾病，甚至被称为成人型糖尿病。如今很多儿童被诊为2型糖尿病，以上称呼也不再使用。原因何在？主要是肥胖。

过去30年间，肥胖的发生率在儿童和青少年中增加了一倍以上。超重会增加2型糖尿病的风险，目前大多数诊为2型糖尿病的儿童和青少年都有超重问题。其他危险因素包括：

家族史。如果父母、兄弟姐妹或其他亲属患有2型糖尿病，患病风险会增加，但很难判断这是生活方式还是遗传因素所致，或者两者兼而有之。

种族。非裔美国人、西班牙裔美国人、美国本土人、亚裔美国人和太平洋岛民患糖尿病的风险较高，原因不明。

胰岛素抵抗迹象。高血压、多囊卵巢综合征或血脂异常等症状。

体征和症状

1型糖尿病症状通常进展迅速，但2型糖尿病的体征和症状通常逐渐出现，可能包括：

- 频繁排尿
- 疲劳
- 口渴感强烈
- 视野模糊
- 持续的饥饿
- 频繁感染
- 不明原因的体重减轻
- 创口愈合缓慢

一些2型糖尿病的患儿在他们身体的褶皱处（通常在腋下和颈部）有块状的深色、天鹅绒般的皮肤。这种黑棘皮症是胰岛素抵抗的征象，会增加孩子患2型糖尿病的可能性。然而，许多2型糖尿病患儿并没有任何症状。

为了在疾病造成严重损害之前对其进行诊断，专家建议对所有高危儿童和青少年进行筛查，即便他们没有症状。一个关键的危险因素是体重指数（BMI）对应的百分位数大于85%（意为有85%的同年龄、同性别儿童有更小的BMI数值）。BMI是一种基于体重和身高的测量指标，可以评估您孩子的体脂百分比是否健康。

筛查

如果您的孩子体重超标，并且存在两种之前提到的危险因素（家族史、高风险种族、胰岛素抵抗迹象）——请向医生咨询糖尿病筛查相关事宜。

医生通常用空腹血糖测试来诊断儿童是否患有2型糖尿病。抽血前，您的孩子需要至少禁食禁水8小时。如果两次独立检测的血糖水平≥7.0毫摩尔/升，即可诊断为糖尿病。

糖尿病前期

如果空腹血糖在5.6~6.9毫摩尔/升，您的孩子可能被诊为糖尿病前期。许多糖尿病前期患者最终会进展为2型糖尿病。

研究表明，糖尿病前期患者如能积极改变生活方式（饮食调整、增加锻炼等），可能会预防2型糖尿病的进展。糖尿病前期的儿童和青少年可以通过相同的生活方式调整来降低风险。

请向医生寻求指导。此外，请询问您的孩子应该多久进行一次糖尿病筛查。无论您的孩子是糖尿病前期还是糖尿病，培养健康的饮食习惯、增加体力活动和定期锻炼对于疾病预防和管理都至关重要。

治疗

一些患有2型糖尿病的儿童和青少年可以通过饮食、口服药物、锻炼来控制血糖。在美国，许多2型糖尿病患儿还需要胰岛素治疗。治疗策略取决于孩子本身、血糖水平以及孩子是否有其他健康问题。

二甲双胍是唯一一种适用于2型糖尿病儿童和青少年（10岁及以上）的口服药物。对许多糖尿病患者来说，这是一个有效的选择，但有些种类仅适用于成人。此外，二甲双胍对患有肝、肾脏疾病或心力衰竭的患者并不安全，并且可能导致胃肠道并发症。有关二甲双胍的更多信息，请参阅第六章相关内容。

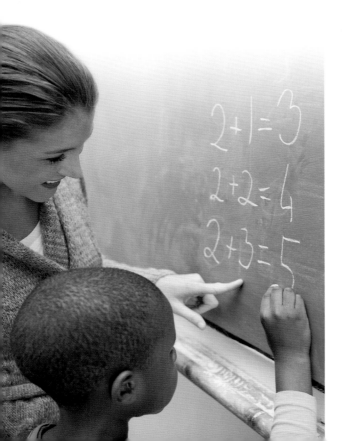

关注医疗需求

让外人来照顾自己的孩子对任何父母来说可能都是一件令人不安的事情。如果孩子患有糖尿病，您可能会更加恐惧。但是，当了解到在家人以外有值得依赖的、可以帮忙照料糖尿病患儿的人时，您和孩子可能都会更有安全感。而且，孩子可能会由此建立自信心。所以请放宽心，然后采取行动。

制订糖尿病照护计划

请和您的糖尿病教育者一起坐下来制订一个照护计划，包括治疗方案，以及如何应对高血糖和低血糖。然后，请与校方或校医会面，详细地审查计划。

请记住负责核查您孩子血糖水平和药物服用情况的工作人员的名字。这通常需要您去和学校的护士见一次面。请学校护士或管理人员帮您把护理计划传达给所有在白天看管您孩子的成年人，包括教师、行政人员、教练和巴士司机。

如果糖尿病教育者或医生不能亲力亲为，他们可能会帮助您培训学校的工作人员和校医来执行相应的糖尿病护理任务。

血糖监测

定期进行血糖监测是了解您孩子的治疗方案是否有效的唯一方法。无论是1型还是2型糖尿病，使用胰岛素的儿童和青少年可能需要每天不少于4次的血糖监测。医生可以帮您确定最合适的测试时间。

每次您检测血糖后，请将结果登记在记录簿中。请在孩子的学校里放一本单独的记录簿，以便记录白天的结果。年幼的孩子需要在成年人帮助下来进行记录，但8岁及以上的孩子可以自行记录结果。

您记录的信息有助于显示食物、体力活动、疾病和其他因素对孩子血糖的影响。您可能会开始发现一些有助于医生改进治疗方案的方法。

小孩子可能在识别低血糖症状、体征方面会格外困难一些（已在第二章有所解释）。请让您的孩子以及任何看护者有任何怀疑时要查血糖水平。

无论孩子多大，习惯于频繁的血糖监测对孩子和您来说都是一个挑战。当他因为血糖监测不舒服而拒绝时，请宽慰（而不是责骂）孩子。请允许孩子自行决定一些事情，即使是选择测血糖的针刺点这样简单的事情。

请考虑给孩子简单的奖励，比如贴纸（但不能是食物）。请向医疗团队咨询如何奖励孩子，以及如何处理可能面临的情感问题。

鼓励孩子参与

鼓励孩子积极参与有关糖尿病照护的会议和讨论。毕竟孩子终归要全面负担起糖尿病管理的责任。您可以从一开始就朝这个目标努力，要求孩子循序渐进地参与照护。

孩子能参与的程度取决于年龄、能力和意愿。下面是关于目标的一般建议，不过由于发育速度因人而异，请向医生寻求指导。

2岁至3岁

您的孩子可能能够挑出血糖检测的试纸条、选择注射部位或者用棉签擦拭注射部位。

4岁至7岁

您的孩子可能能够记录血糖读数，并且可能乐于计划饮食、游戏或家庭体育活动（郊游等）。

8岁至11岁

您的孩子在8岁时可能能够在监督和支持下自己完成指血血糖检测，10岁时可以自行施用胰岛素。

12岁至15岁

这一年龄段的孩子可能能够在正常情况下自己完成血糖检测。使用胰岛素的儿童应当能够在监督下完成注射或泵送药液。

16岁至18岁

您的孩子应当做好在青少年时期开始独立负责糖尿病管理的准备，以便他在高中结束时能够独立负担起这一责任。这包括做好应对潜在的血糖波动（如低血糖或高血糖）的准备。

血糖与血葡萄糖

您可能会更多地听到"血糖"而不是"血葡萄糖"。这两个术语指的是同一件事。

如果您要使用"血糖"这一术语，请确保您的孩子理解它的含义（第一章中有解释）。摄入其他类型的碳水化合物——不仅仅是含糖食物——均可使血糖（葡萄糖）升高。甚至一些患糖尿病多年的成年人仍然认为他们不能吃任何糖，却没有意识到他们吃了太多能够升高血糖的其他食物。适度是关键。

有关健康饮食的完整叙述，请参阅第三章，并关注"控制您的糖勺"部分。

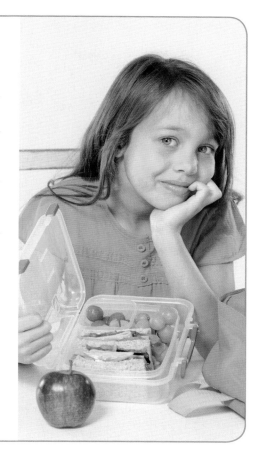

情感和社会问题

正视糖尿病对所有儿童和青少年来说都很困难。如果您的孩子很小，所有的检测和注射都可能像是惩罚。当年龄较大的孩子意识到自己和同龄人不同，而且糖尿病会持续存在时，可能会情绪崩溃。

悲伤、愤怒和退缩都是正常的反应。然而如果无助的感觉持续数周，就需要医疗干预。

请鼓励孩子谈论自己的感受。学龄前儿童可以通过绘图或与玩偶、毛绒动物玩角色扮演来宣泄情绪。年长的孩子只要有机会抱怨、跺脚、踢枕头或大哭就会感觉好受一些（家长也是）。

听取孩子的倾诉，但不要试图给糖尿病渲染上过于轻松的色彩。让您的儿子或女儿知道，您是他们的后盾。孩子可能会对把患病的事实告知朋友感到紧张。您可以帮助孩子练习谈话，并且让孩子知道，应该告诉谁、何时告诉和说多少是由他来决定的——这是个人决定。

您的孩子可能想与一位值得信赖的老师或学校社工交谈，他们可以帮助完成孩子在学校管理糖尿病的过渡期。针对糖尿病儿童和青少年的本地支持团体、在线论坛或训练营也可能提供帮助。糖尿病教育者可以帮您找到相应的资源。

不仅仅是悲伤

糖尿病会增加抑郁症的风险。留意您的孩子是否出现下列症状和体征：

- 不关心他以前关心的事情
- 无法入睡
- 一直待在床上
- 比平常吃得更多或更少
- 无缘由地减轻或增加很多体重
- 难以集中精神
- 焦虑
- 经常哭
- 表达出自残或死亡的愿望

如果您认为孩子可能发生了抑郁，请立即寻求帮助。您的医生或糖尿病教育者可以将您的孩子转诊给精神卫生方面的专业人士。

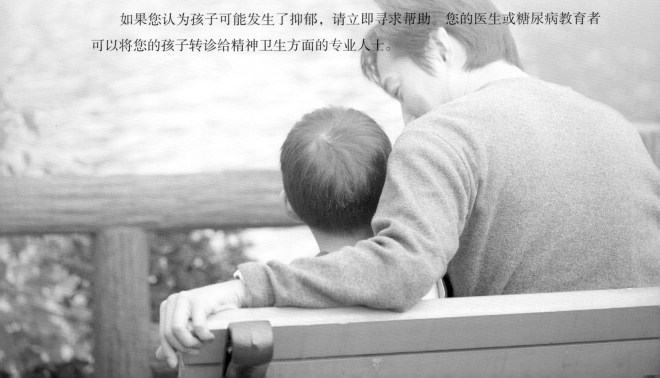

糖尿病和饮酒：危险的组合

　　您的孩子正和朋友一起去参加聚会。和大多数父母一样，您会担心聚会上是否提供酒，以及自己孩子能否在朋友喝酒时做出明智的选择。请与孩子坦诚地讨论酒精的危害。酒精会增加低血糖的风险，而很多混合饮料的糖成分会升高血糖。如果您的孩子在与朋友聚会时高血糖或低血糖发作，别人可能会误认为您的孩子只是喝醉了，而不采取任何行动。这个风险不值得冒。请告诉您的孩子如何在被劝酒时说"不"。

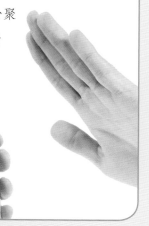

 患有糖尿病的青少年是否是进食障碍的高危人群?

　　是。根据美国糖尿病协会的资料，患有1型糖尿病的青少年女性发生进食障碍的可能性是不患糖尿病的同龄人的两倍。进食障碍包括有意控制体重明显低于正常标准（厌食症）以及强迫自己进食后呕吐（暴食症）。

　　或许是因为需要过于密切地关注食物，患糖尿病的女孩更容易对自己的体重感到担忧。胰岛素可以被用于减轻体重。进食障碍会增加糖尿病并发症的风险。即使在没有糖尿病的青少年中，进食障碍也可能是致命的。

　　您的女儿可能患有进食障碍的迹象包括：

· 无法解释的血糖极端波动

· 频繁出现高血糖或低血糖问题

· 不依从胰岛素治疗需求

· 痴迷于食物或减肥

· 避免称体重

· 穿宽松的衣服来隐藏体重下降

· 避免与家人共餐

· 暴饮暴食

· 过度锻炼

· 月经不规律或停经

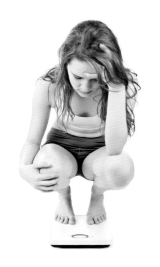

　　如果您认为您的女儿可能患有进食障碍，请及时看医生。医生可能会给您推荐进食障碍方面的精神医学专家。

保持健康的好习惯

健康饮食、增加体力活动和定期监测血糖是控制糖尿病的关键。

您的乐观态度和积极参与是帮助孩子做出持久生活方式改变的关键。

健康饮食小贴士

建议糖尿病患者遵循推荐的统一的健康饮食方案，即规律进餐、适当分配。

这意味着要吃各种新鲜水果和蔬菜、全谷物、脱脂或低脂奶制品，同时少吃油炸食品、汉堡、苏打、预包装的松饼和其他不健康的食物。更多信息请参阅第三章。

您全家很可能都会从这种生活方式改善中获益，从而为健康、积极的生活增加动力。

可以启动一个家庭项目来开发诱人的低脂食谱。可以安排一个"电影之夜"，并在茶几上放一些有营养的零食。尝试非油炸的爆米花，脱脂或低脂的沙拉酱，蘸鹰嘴豆泥的蔬菜，调味过的烘焙土豆皮和水果酸奶芭菲。

下面是让全家参与到健康饮食方案中的一些建议：

让孩子循序渐进地参与做饭。如果他们参与切菜，就更可能会尝试食用新鲜的蔬菜。

尽可能全家一起吃饭。吃饭时谈论一些轻松愉快的话题。

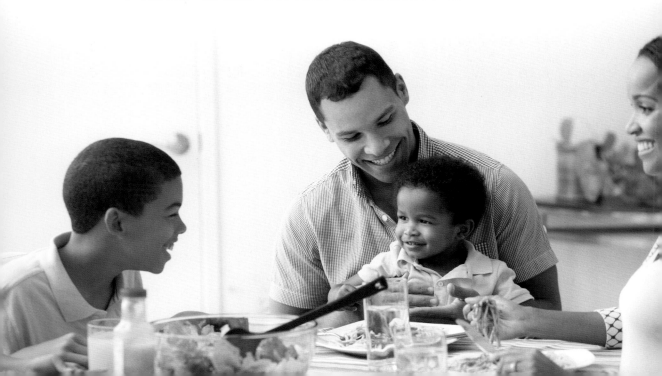

成就无极限

如果担心糖尿病可能会限制孩子的梦想，请想想小加里·霍尔的故事。1999年，当加里已经赢得了4枚奥运游泳奖牌并且正在积极训练时，他注意到自己总是口渴、视力模糊。很快他被诊为1型糖尿病。加里很震惊。他没有糖尿病家族史，而且一直努力保持良好的机体状态。

加里决定不让糖尿病阻止他的梦想。他找到了一位相信他可以继续训练和比赛的医生。在医生的监督下，加里执行严格的血糖监测和治疗计划，并重回泳池。在2000年悉尼奥运会上，加里又获得了4枚奖牌。在2004年的雅典奥运会上，他获得50米自由泳金牌，成为奥运会历史上最富美名的选手之一。

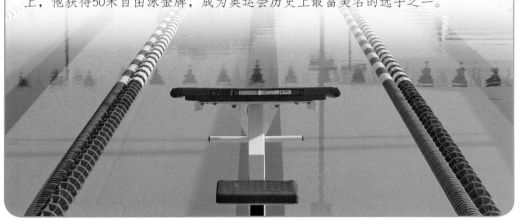

不要剥夺孩子或家人享受甜点的权利，但要选择更健康的食物。请在营养师的帮助下优化配方。尝试新配方，并始终选用合适的成分。每隔一段时间，在营养均衡的一餐后吃精心挑选的甜点是可以的，它可以帮助您的孩子减轻人生乐趣被剥夺的感觉。

全家共享进餐乐趣。与营养师合作，把家人在特殊节日或特定场合下喜欢的食物恰当地纳入食谱。

家庭以外的饮食

请了解孩子所在学校的餐厅是否提供健康食物。如果没有，请按照在家饮食的标准为孩子打包午餐。然后致电学校提出改进建议。

大多数儿童和青少年在白天也需要一些零食。把可口且有益健康的零食放入孩子的背包，从而抵制自动售货机的诱惑。合适的零食选择包括：

- 脱脂或低脂饼干配低脂奶酪
- 全麦面包配花生酱
- 加以少许低脂奶酪或火鸡的小块玉米饼
- 新鲜水果

如果孩子计划在朋友家中过夜，请在获得孩子同意后致电其朋友的家长，讨论他们准备吃什么并解释您提起这件事的理由。如果他们并没有准备健康的零食，请告诉他们您会让自己的孩子带一些过去，足够让其他孩子一起分享。

更多体力活动

和孩子一起动起来是坚持锻炼的关键所在，而这也对您的健康有益。虽然规律锻炼很重要，但任何机体活动都有益于健康。下面是几个让您全家都动起来的简单建议：

- 出去散步，一起探索景点
- 布置院子——扫落叶、栽培花木或

铲雪

- 扔球或掷飞盘
- 骑自行车或玩直排轮滑
- 打开收音机或音响设备，即兴跳舞
- 如果孩子较小，可以用粉笔画跳房

子或捉迷藏

血糖监测

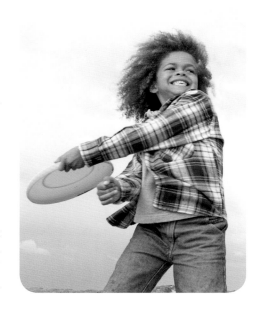

根据孩子的治疗方案，您可能需要每天数次检查并记录孩子的血糖水平。这需要频繁的手指针刺。但这是确保您孩子的血糖水

平保持在目标范围内的唯一方法——而目标范围可能会随着孩子的成长而变化。

即使孩子按照严格的时间表进餐，他的血糖水平也可能会变得难以预测。在糖尿病治疗团队的帮助下，您将了解到孩子的血糖水平会因为下列因素而变化：

食物。孩子吃什么、吃多少会影响血糖水平。餐后1~2小时通常是血糖高峰。

体力活动。体力活动促进葡萄糖从血中转移到细胞内。孩子活动越多，他的血糖水平越低。

用药。孩子服用的任何药物都可能影响他的血糖水平，有时还需要改变孩子的糖尿病治疗计划。

疾病。在感冒或其他疾病期间，机体会产生升高血糖的激素。

额外的检查

除了频繁的血糖监测外，医生可能会建议您的孩子定期进行A1C检测。A1C检测，也称为糖化血红蛋白检测，可显示孩子过去2~3个月的平均血糖水平。

A1C检测的原理是测量血红蛋白（红细胞中的携氧蛋白）附着血糖的百分比。孩子的血糖水平越高，他携带的糖化血红蛋白就越多。您孩子的目标A1C水平可能因年龄以及各种因素而异。

与反复进行的每日血糖监测相比，A1C检测可以更好地反映孩子糖尿病治疗方案的效果。A1C水平升高可能意味着需要改变您孩子的治疗方案。

度过艰难时日

每个孩子都会有生病的时候——患有糖尿病的孩子也不例外。如何照顾生病期间的孩子？请遵循美国糖尿病协会的下列提示。

继续胰岛素治疗

您的直觉可能会告诉您要把胰岛素减量或停掉，尤其是孩子吃得不多的时候。年幼的或新确诊的孩子可能需要根据血糖水平降低胰岛素用量，但其他孩子恰恰相反——他们需要更多的胰岛素。请向医生咨询孩子生病时该如何应用胰岛素，尤其是当您不知道该给多少剂量的胰岛素时。

跟进膳食计划

您可能会想用汤和其他容易消化的食物代替平时的食物。只要确保进餐时间、各餐和零食的碳水化合物的比例与平时相同即可。

如果您的孩子肠胃不好、无法进食，请给他吃含有碳水化合物的透明流质（运动饮料、果汁、明胶类甜点、冷冻水果棒）。

充足液体

鼓励孩子喝水以及其他不含咖啡因的饮料。

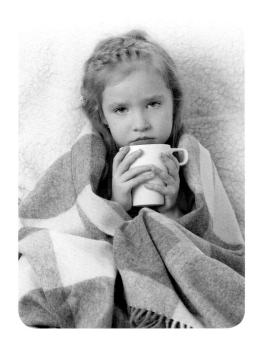

恰当地选择药物

许多非处方药含有糖、酒精或二者都有。尽管一剂止咳糖浆中可能没有太多糖，但如果孩子每四小时就服用一次，累积起来就多了。如果您找不到无糖药物或价格较贵，请根据药物中的碳水化合物含量调整饮食计划。

含有酒精的药物可以降低血糖水平。如果您给孩子吃含有酒精的药物，请让他先吃点东西以防止低血糖发作。或者您可以寻找不含酒精的相应药物。

还有一些药物可能也会有影响。例如，许多减充血剂可以提高血糖水平。请向医生咨询常见病的非处方药推荐。

密切监测血糖和酮体水平

孩子生病时可能会发生糖尿病酮症酸中毒（DKA）。糖尿病患者在体内胰岛素过少时会发生DKA。DKA如治疗不及时可导致昏迷。

为了防止DKA或早期发现DKA，请密切监测孩子的血糖水平（数小时一次）。另外，每天多次检测孩子尿液中的酮体水平。如果出现呕吐或腹泻，酮体检测应当更加频繁。

生病时的饮食

当您的孩子感觉不舒服时，他可能不想吃很多食物。但进食其实对病情改善很重要，以免机体为供能而过度利用脂肪（同时产生酮体）。

下面是一些适合感冒期间的食物选择，可以在孩子生病时选用。这些食物含有10~15克碳水化合物。

液体

- 1个双棍冰棒
- 1杯运动型饮料
- 1杯牛奶
- 1杯汤
- 1/2杯果汁
- 1/2杯普通软饮料（非减肥饮料）

食品

- 6块苏打饼干
- 5个香草薄饼
- 4个软糖
- 3片全麦饼干
- 1片干面包（不是白面包）
- 1/2杯煮熟的麦片
- 1/3杯冻酸奶
- 1/2杯普通冰激凌
- 1/2杯无糖布丁
- 1/2杯普通（非无糖）明胶甜点
- 1/2杯奶油冻
- 1/2杯土豆泥
- 1/4杯冰冻果子露
- 1/4杯普通布丁

糖尿病训练营

　　您的孩子会不会享受和其他患有糖尿病的孩子一起出去玩的机会呢？看看美国糖尿病协会提供的糖尿病训练营。这里有受过糖尿病护理专业培训的工作人员，而且他们会专门安排时间和营员分享糖尿病管理的技巧。但训练营中有大量时间只是让孩子们一起玩耍，从而让他们感到自己并不特殊——这可能是治疗糖尿病最好的方式。请让糖尿病教育者帮您寻找附近的训练营。

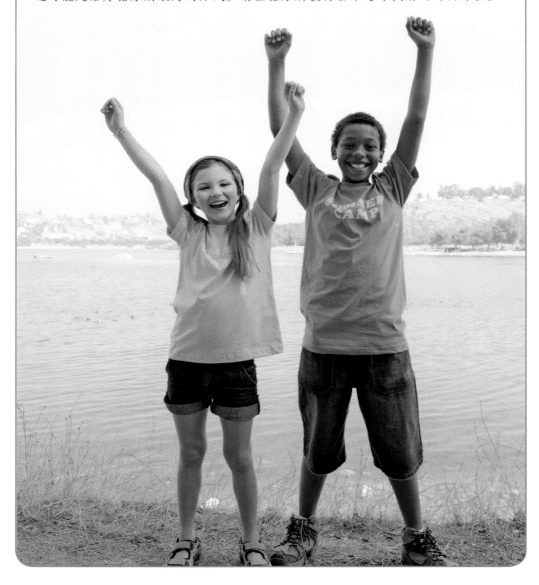

索引

A

A1C　14

A1C检查　202

ACE　207

α-葡萄糖苷酶抑制剂　182

阿格列汀　185

阿卡波糖　181

阿司匹林　209

阿斯巴甜　72

艾塞那肽　188

安赛蜜　72

按摩　222

B

BIDS　187

BMI　95

Bydureon　188

Byetta　188

斑块　23

瘢痕组织　28

饱腹感　110

饱和脂肪酸　58

暴食症　255

吡格列酮　181

标准腰围　97

勃起功能障碍　235

不稳定型糖尿病　178

C

C.D.E　199

CAPD　191

CCPD　191

CT　182

采血笔　32

采血针　32

彩色血糖仪　33

餐盘法　63

测量标度　41

拆分预混剂量　167

肠促胰岛素类似物　188

常规胰岛素　165

超重　94

成人发病型糖尿病　7

成人晚发性自身免疫性糖尿
　病　9

出血灶　28

脆性糖尿病　178

D

DKA　246

达峰时间　165

代餐食品　120

代糖　71

代谢综合征　15

单不饱和脂肪酸　58

单纯胰腺移植　195

单剂量　167

胆固醇　15

弹簧采血笔　32

蛋白尿　206

蛋白质　59

低蛋白饮食　207

低密度脂蛋白胆固醇　58

低碳水化合物饮食　68

低血糖　18

地特胰岛素　165

定标　41

动脉粥样硬化　23

动物蛋白　59

短效胰岛素　165

对照溶液　42

钝痛　26

多不饱和脂肪酸　58

E

2型糖尿病　7

二甲双胍　180

二肽基肽酶IV抑制剂　185

F

伐地那非　236

反式脂肪酸　58

非胰岛素依赖型糖尿病　7

非增殖性视网膜病变　27

肺炎球菌　217

肺炎疫苗　217

分次混合剂量　167

分次剂量　167

分割混合方案　248

分娩　228

酚妥拉明　237

复方降糖药　185

复视　49

腹膜透析　191

腹型肥胖　15

G

GLP-1　188

甘精胰岛素　165

甘露糖　72

甘油三酯　204

感觉神经　26

感冒样症状　10

高密度脂蛋白胆固醇　204

高血糖　20

高血糖高渗综合征　20

格列本脲　179

格列吡嗪　179

格列美脲　179

格列奈类药物　184

膈肌呼吸　219

宫内死亡　231

冠状动脉　23

冠状动脉粥样硬化　23

H

HDL　204

合成前列腺素E1　236

黑棘皮症　249

呼吸窘迫综合征　231

黄斑　27

黄疸　231

磺脲类降糖药　179

混合剂量　167

J

肌酸　205

鸡蛋替代品　84

极度口渴　10

计步器　127

计算机断层扫描　182

肩难产　231

减充血剂　180

健身水　144

渐进式肌肉放松　219

降糖药　179

交叉配对　193

交换系统　72

接入点　192

进食障碍　255

经期前综合征　232

静脉注射造影剂　182

酒精　45

巨大儿　231

绝经　233

绝经期　233

K

抗体检测　193

抗原　217

可充气植入物　238

可植入式胰岛素泵　178

渴感增加　10

空腹血糖　16

空腹血糖检测　16

口服葡萄糖耐量试验　17

L

LADA　9

LDL　204

赖谷胰岛素　165

赖脯胰岛素　165

朗格汉斯岛　195

类固醇类药物　180

梨型身材　97

黎明效应　178

力量训练　149

利格列汀　185

利拉鲁肽　189

利器盒　171

连续非卧床腹膜透析　191

连续循环腹膜透析　191

裂隙灯检查　210

流感疫苗　216

罗格列酮　183

M

MDIs　248

MODY　9

MUSE系统　237

满月脸　193

慢性肾功能衰竭　190

每日多次注射　248

门冬胰岛素　165

米格列醇　182

免疫排异　193

免疫抑制治疗　193

面上部肌群　219

面下部肌群　219

面中部肌群　219

妙佑医疗国际健康体重金字

　塔　106

冥想　220

木糖醇　72

N

那格列奈　184

奶制品　107

脑出血　25

脑梗死　25

脑水肿　23

能量饮料　144

尿崩症　4

尿布疹　245

尿道内自行给药　237

尿路感染　234

尿频　10

尿酮体阳性　47

尿酮体阴性　48

尿微量白蛋白检测　206

尿液检测试剂盒　205

诺和灵　164

O

Ω-3脂肪酸　60

P

PDE5抑制剂　236

PMS　232

平台期　157

苹果型身材　97

破伤风疫苗　217

剖宫产　231

葡萄糖　3

葡萄糖负荷试验　230

葡萄糖片/凝胶　183

普兰林肽　190

Q

起效时间　165

前列地尔　236

强化锻炼　148

强化注射　217

青春期2型糖尿病　242

青光眼检查　210

青少年发病的成年型糖尿

　病　9

青少年型糖尿病　5

全血血糖值　36

缺血性脑卒中　25

R

热指数　152

人工肾脏　191

人工甜味剂　71

人工胰腺　174

妊娠期糖尿病　228

乳酸酸中毒　181

乳糖醇　72

锐痛　26

瑞格列奈　184

S

噻嗪类利尿剂　208

噻唑烷二酮类　183

三氯蔗糖　72

沙格列汀　185

山梨醇　72

膳食纤维　110

伸展运动　146

深呼吸　219

神经病变　25

神经受损　25

肾单位　26

肾上腺素　21

肾移植　193

肾移植后胰腺移植　194

肾脏透析　190

渗出灶　28

升糖指数　69

食物等值交换份法　72

食物能量密度　110

试纸　　32

视力测试　　210

视网膜检查　　210

视物不清　　11

视物发蓝　　236

视野缺损　　28

收缩压　　208

舒张压　　208

双胍类降糖药　　180

双氧水　　151

睡前胰岛素加日间服用磺脲类药
　　物　　187

速效胰岛素　　165

随机血糖　　245

随机血糖测试　　14

T

他达拉非　　236

他汀类药物　　234

胎盘　　229

太极　　222

碳水化合物　　59

碳水化合物计数法　　67

糖化血红蛋白　　202

糖化血红蛋白检测　　14

糖精　　72

糖类　　108

糖尿病　　3

糖尿病标示　　175

糖尿病教育者　　199

糖尿病前期　　250

糖尿病神经病变　　162

糖尿病肾病　　27

糖尿病视网膜病变　　27

糖尿病酮症酸中毒　　21

糖尿病相关急症　　18

糖尿病饮食　　55

糖尿病足专科医生　　199

糖皮质激素　　218

体重指数　　95

铁补充剂　　191

酮体　　21

酮体检测包　　23

酮体试剂盒　　205

酮症酸中毒　　21

透析仪　　191

W

晚期肾脏病变　　206

威胁　　218

微创活体供肾移植手术　　193

微动脉瘤　　28

微量白蛋白尿　　206

围绝经期　　233

无添加糖　　67

无症状的心脏病发作　　24

X

西地那非　　236

西格列汀　　185

先兆子痫　　231

硝酸甘油　　236

心肌缺血　　23

心悸　　24

心衰　　25

新生儿死亡　　231

血管紧张素Ⅱ受体阻断
　　剂　　208

血管紧张素转换酶抑制
　　剂　　207

血红蛋白　　14

血浆血糖值　　36

血清肌酐　　205

血清肌酐检测　　205

血糖　　3

血糖传感器　　174

血糖负荷　　69

血糖监测器　　32

血糖连续监测设备　　35

血糖目标　　40

血糖仪　　32

血压　　208

血液透析　　191

血液稀释剂　　191

Y

压力　　46

压力管理四个A　　224

压榨痛　　24

眼部摄影　　210

眼外部检查　　210

厌食症　　255

液体潴留　　181

一次性血糖仪　　35

胰岛素　　4

胰岛素泵　175

胰岛素抵抗　95

胰岛素抵抗迹象　249

胰岛素抵抗综合征　15

胰岛素反应　18

胰岛素昏迷　18

胰岛素类似物　163

胰岛素强化治疗　168

胰岛素缺乏　242

胰岛素无针注射器　174

胰岛素休克　18

胰岛素依赖型糖尿病　5

胰岛细胞移植　195

胰高血糖素　19

胰高血糖素急救包　20

胰高血糖素样肽-1　185

胰肾联合移植　194

胰腺移植　194

乙肝疫苗　217

蚁行感　26

异位血糖监测设备　35

阴道干涩　233

阴茎植入物　238

罂粟碱　237

应激反应　218

优降糖　232

优泌林　164

有氧运动　136

瑜伽　222

预混剂量　167

预混胰岛素　164

预填充胰岛素笔　173

孕晚期　228

孕早期　227

孕中期　227

运动神经　26

运动饮料　144

战斗或逃跑反应　218

长期并发症　23

长效胰岛素　165

真菌感染　233

真空装置　237

阵发性烧灼痛　26

脂肪　59

脂肪沉积　23

植物蛋白　59

质量控制测试　41

中效胰岛素　165

中性鱼精蛋白锌胰岛素　165

终末期肾病　190

自身免疫疾病　7

自我暗示　155

自主神经　26

总胆固醇　204

作用持续时间　165

Z

早期肾脏病变　206

增殖性视网膜病变　27